Libras Y Pulgadas

Un enfoque nuevo para la obesidad

Libras Y Pulgadas

Un enfoque nuevo para la obesidad

Por A.T.W. SIMEONS, M.D.

Una traducción de la séptima edición Inglésa de 1971

Popular Publishing 2011

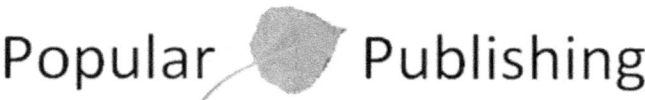

Popular Publishing

Una divisíon de Artist Eye Books,
Un miembro de George Johnson LLC, una empresa de medios.

Prólogo

En este libro se analiza una nueva interpretación de la naturaleza de la obesidad y, aunque no aboga por una nueva y extravagante dieta para adelgazar, se describe un método de tratamiento desarrollado a partir de consideraciones teóricas basadas en la observación clínica.

Lo que tengo que decir son, esencialmente, impresiones de cuarenta años de lidiar con los problemas fundamentales de la obesidad, sus causas, sus síntomas y su naturaleza misma. En todos estos años de trabajo especializado, han pasado por mis manos miles de casos que fueron detenidamente estudiados. Cada nueva teoría, cada nuevo método o cada pista prometedora se tuvieron en cuenta, se sometieron a revisión experimental y se evaluaron de manera crítica tan pronto como se dieron a conocer. Pero los resultados siempre fueron decepcionantes y carentes de uniformidad.

Yo sentía, como ciertamente la mayoría de los estudiantes de sobrepeso más comprometidos lo hacen, que estábamos sólo mordisqueando en la franja de un gran problema. Hemos llegado a sentir bastante seguros de que la tendencia a acumular grasa anormal es un trastorno metabólico bien definido, casi como lo es, por ejemplo, la diabetes. Pero la ubicación y la naturaleza del trastorno seguía siendo un misterio. Cada nuevo enfoque parecía conducir a un callejón sin salida, y aunque se les decía a los pacientes que estaban gordos porque comían demasiado, creíamos que eso no era ni total ni categóricamente cierto.

Negándome a dejarme llevar por una interpretación demasiado fácil de la obesidad, siempre afirmé que comer de más es el resultado del trastorno, no su causa, y que poco podremos avanzar hasta que no seamos capaces de elaborar nosotros mismos algún tipo de estructura teórica con la que explicar la condición. En este momento no importa si dicha estructura representa o no la verdad. Lo que debe hacer es darnos una interpretación intelectualmente satisfactoria de lo que está ocurriendo en un cuerpo obeso. También debe poder hacer frente al embate de todos los hechos clínicos conocidos hasta la fecha y proporcionar una base sin fisuras contra la que puedan evaluarse de manera precisa los resultados del tratamiento.

Este requisito me parece básico, y ha sido donde siempre se ha centrado mi interés. Al tratar con pacientes obesos se convirtió en un hábito registrar y ordenar cada experiencia clínica como si fuera la pieza de un rompecabezas de extraña apariencia. Y entonces, al igual que en un rompecabezas, comenzaron a tomar forma pequeños grupos de fragmentos, aunque no parecían encajar en ningún lugar. A medida que los años pasaron, esos grupos crecieron y comenzaron a amalgamarse hasta que, hace alrededor de dieciséis años, se pudo empezar a distinguir ligeramente una imagen completa. Esta imagen estaba salpicada de espacios vacíos, y lo sigue estando, y no puedo encontrar las piezas que faltan, pero ahora siento que se visualiza una estructura teórica completa.

A medida que se iba ganando experiencia, y cada vez más datos parecían ajustarse sin problemas en la nueva estructura, y cuando después, un tratamiento basado en tales especulaciones mostró resultados satisfactorios de manera continuada, estuve seguro de que se había logrado un avance práctico, independientemente de si la interpretación teórica de estos resultados era correcta o no.

Los resultados clínicos del nuevo tratamiento se han publicado en revistas científicas* y estos informes han sido bien aceptados en general por los profesionales, pero la naturaleza misma de un artículo científico no permite la presentación completa de nuevos conceptos teóricos ni se dispone del espacio necesario para analizar los puntos de la técnica más detallados y las razones para observarlos.

Durante los 16 años transcurridos desde que publiqué por primera vez mis hallazgos, he recibido cientos y cientos de consultas de institutos de investigación, médicos y pacientes. Hasta la fecha, sólo podía remitir a los interesados a mis trabajos científicos, aunque me daba cuenta de que éstos no contenían información suficiente como para habilitar a los médicos a realizar el nuevo tratamiento de manera satisfactoria. Los que lo intentaron se vieron obligados a pasar por su propia experiencia mediante muchos intentos y errores, que desde hace tiempo yo he superado.

Médicos de todo el mundo han venido a Italia a estudiar el método de primera mano en mi consultorio del Hospital Internacional Salvator Mundi de Roma. Para muchos de ellos, el tiempo que pudieron dedicarle ha sido demasiado corto como para obtener una comprensión completa de la técnica y, en todo caso, es pequeña la cantidad de los que pude conocer en persona comparada con todos los pedidos de información más detallada, que siguen llegando. He intentado mantenerme al ritmo de las demandas por correspondencia, pero el volumen de este trabajo se ha vuelto inmanejable y esa es una excusa para escribir este libro.

Al tratar con un trastorno en el que el paciente debe ser una parte activa del tratamiento, es esencial, a mi parecer, que la persona entienda bien lo que se está haciendo y por qué.

---

* Una lista de referencias a los artículos más importantes se da al final de este manual.

vii

Sólo entonces puede haber una colaboración inteligente entre médico y paciente. Para evitar escribir dos libros, uno para el médico y otro para el paciente, una posibilidad que probablemente habría dado como resultado que ninguno saliera a la luz, he intentado satisfacer los requisitos de ambos en una sola obra. Es una empresa bastante difícil en la que puedo no haber tenido éxito. El experto rezongará sobre la verborrea mientras que el lector no especializado tal vez tenga que buscar en ocasiones una palabra que no le resulte familiar en el glosario que se incluye para él.

Para que el texto sea más legible, seré descaradamente autoritativo y evitaré el estilo de expresión lleno de rodeos y poco conciso al que se acostumbra para expresar nuevos conceptos científicos desarrollados a partir de la experiencia clínica, y que aún no se han confirmado con experimentos de laboratorio bien definidos. De esta manera, cuando digo algo que se lee como una afirmación objetiva, el lector profesional puede tener que traducirlo por: *la experiencia clínica parece sugerir que tal o cual observación podría explicarse de manera poco concisa por tal o cual hipótesis de trabajo, lo que requiere una enorme cantidad de investigación adicional antes de que la hipótesis pueda considerarse una teoría válida.* Si podemos establecer desde el principio que esto es una convención mutuamente aceptada, espero poder evitar que se me acuse de exuberancia especulativa.

Contenidos

La Naturaleza De La Obesidad

La obesidad es un trastorno

Como base para nuestro análisis damos por supuesto que la obesidad en todas sus diferentes formas se debe a un funcionamiento anormal de alguna parte del cuerpo y que los gramos de grasa acumulada de manera anormal siempre es el resultado del mismo trastorno de ciertos mecanismos regulatorios. Las personas que sufren de este trastorno en particular, engordarán independientemente de si comen en exceso, comen de forma normal o menos de lo normal. Una persona sin este trastorno nunca engordará, aunque coma demasiado con frecuencia.

Aquellas personas en las que el trastorno es grave acumularán grasa con mucha rapidez; en los que sea moderado aumentarán gradualmente de peso; y en los que sea leve tal vez puedan mantener su exceso de peso estacionario durante largos períodos. En todos estos casos, una pérdida de peso ocasionada por hacer dieta, tratamientos para tiroides, medicamentos que reducen el apetito, laxantes, ejercicio en exceso, masajes, baños, etc., sólo es temporal y se volverá a ganar peso tan pronto como se relaje el régimen reductor. La razón es simplemente que ninguna de estas medidas corrige el trastorno básico.

Aunque existen grandes variaciones en la gravedad de la obesidad, consideraremos que las diferentes formas en ambos sexos y en todas las edades siempre se deben al mismo trastorno. Las variaciones en la forma serían entonces en parte una cuestión de grados, en parte una constitución física heredada y en parte el resultado de una participación secundaria de glándulas endocrinas como la pituitaria, la tiroides, las suprarrenales o las sexuales. Por otro lado, planteamos que ninguna deficiencia de ninguna de estas glándulas puede producir nunca directamente el trastorno común conocido como obesidad.

Si este razonamiento es correcto, lo que sigue es que un tratamiento que apunte a curar el trastorno debe ser igualmente eficaz en ambos sexos, en todas las edades y en cualquier forma de obesidad. A menos que esto sea así, tenemos derecho a albergar serias dudas sobre si un determinado tratamiento corrige el trastorno subyacente. Más aún: cualquier afirmación de que se ha corregido el trastorno debe corroborarse con la capacidad del paciente de comer de manera normal cualquier alimento que le plazca sin volver a adquirir grasa anormal después del tratamiento. Sólo si estas condiciones se cumplen podemos hablar con legitimidad de curar la obesidad en lugar de reducir el peso.

Nuestro problema se presenta de este modo como una investigación de la ubicación y la naturaleza del trastorno que lleva a la obesidad. La historia de esta investigación es una larga serie de grandes esperanzas y amargas decepciones.

La historia de la obesidad

Había una vez, no hace tanto tiempo, en que la obesidad se consideraba un síntoma de salud y prosperidad en el hombre y de belleza, fecundidad y disposición para el amor en las mujeres. Esta actitud probablemente se remonta a la era Neolítica, hace unos 8.000 años, cuando por primera vez en la historia de la cultura, el hombre comenzó a poseer propiedades, animales domésticos, tierra cultivable, casas, objetos de cerámica y herramientas de metal. Antes de eso, con la posible excepción de algunas razas como los hotentotes, la obesidad era casi inexistente, como lo sigue siendo entre los animales salvajes y la mayoría de las razas primitivas.

Hoy en día, la obesidad es extremadamente común entre todas las razas civilizadas, porque puede heredarse una predisposición al trastorno. Siempre que se consideró la grasa anormal como un atractivo, la selección sexual tendió a propagar el rasgo. Sólo en épocas muy recientes la obesidad manifiesta ha perdido algo de su encanto, aunque el culto por el busto de talla extragrande, siempre una señal de obesidad latente, demuestra que la tendencia todavía persiste.

La importancia de la regularidad en las comidas

A principios de la era Neolítica, tuvo lugar otro cambio que bien puede dar cuenta del hecho de que hoy casi todas las predisposiciones heredadas tarde o temprano se convierten en obesidad manifiesta. Este cambio fue la institución de las comidas a horarios regulares. En tiempos preneolíticos, el hombre comía sólo cuando estaba hambriento y sólo lo que necesitaba para apaciguar la sensación intensa de hambre. Más aún: muchos de sus alimentos eran crudos y ni siquiera se lavaban. Asaba la carne pero no la hervía, ya que no tenía ollas, y lo poco que podía haber escarbado y desenterrado o recogido de los árboles, lo comía sobre la marcha.

La estructura completa del sistema digestivo omnívoro del hombre, al igual que el de un simio, una rata o un cerdo, se ajusta al mordisqueo continuo de bocados pequeños. No está preparado para un atracón ocasional, como lo está por ejemplo el intestino de la carnívora familia felina. De esa manera, instituir la regularidad en las comidas, especialmente de alimentos que pueden asimilarse rápidamente, supuso una gran barrera en la capacidad del hombre moderno para arreglárselas con grandes cantidades de comida que repentinamente se introducían en su sistema desde el tracto intestinal.

Instaurar comidas regulares implicó que el hombre tenía que comer más de que lo que su cuerpo requería en ese momento, como para sacarle del apuro hasta la siguiente comida. De repente, los alimentos que resultan fácilmente digeribles inundaban su cuerpo con nutrientes de los que no tenía necesidad en ese momento. De alguna manera y en alguna parte tenia que almacenarse este excedente.

Tres clases de grasa

En el cuerpo humano pueden distinguirse tres tipos de grasa. La primera es la estructural, que llena los espacios entre varios órganos como una especie de material de embalaje. La grasa estructural también cumple funciones importantes como acomodar los riñones en tejido blando elástico, proteger las arterias coronarias y mantener la piel lisa y tersa. También proporciona el mullido colchón de grasa dura bajo los huesos de los pies, sin la cual no podríamos caminar.

El segundo tipo de grasa es una reserva normal de combustible a la que el cuerpo puede recurrir libremente cuando el consumo nutricional proveniente del tracto intestinal es insuficiente para cubrir la demanda. Esas reservas normales se encuentran en todo el cuerpo. La grasa es una sustancia que comprime el valor calórico más alto en el menor espacio de manera que esa reserva normal de combustible para la actividad muscular y el mantenimiento de la temperatura corporal puede almacenarse así de manera más económica. Estos dos tipos de grasa, la estructural y la de reserva, son normales, e incluso si el cuerpo las acopia hasta llenarse, esto no puede nunca llamarse obesidad.

Pero hay un tercer tipo de grasa, que es completamente anormal. Es por la acumulación de esa grasa, y sólo por la de ese tipo, por la que sufre el paciente con sobrepeso. Esta grasa anormal también es una reserva potencial de combustible pero, a diferencia de las reservas normales, no está disponible para el cuerpo en una emergencia nutricional. Está, por así decirlo, encerrada en un depósito a plazo fijo y no se guarda en una cuenta corriente, como las reservas normales.

Cuando un paciente obeso trata de reducir su peso privándose de comer, pierde primero sus reservas de grasa normal. Cuando éstas se agotan, comienza a quemar grasa estructural, y el cuerpo cederá sus reservas anormales sólo como último recurso, aunque para ese momento el paciente, por lo general, se siente tan débil y hambriento que abandona la dieta. Es exactamente por este motivo por el que los pacientes obesos se quejan de perder la grasa equivocada cuando hacen dieta. Se sienten famélicos y cansados y sus rostros se tornan demacrados y enfermizos, pero sus vientres, caderas, muslos y brazos no muestran mucha mejoría. La grasa que han llegado a detestar permanece y la que necesitan para cubrir sus huesos disminuye cada vez más. Su piel se arruga y adquieren un aspecto de persona vieja y abatida. Y esa es una de las experiencias más frustrantes y depresivas que puede experimentar un ser humano.

Injusticia para los obesos

Cuando se acusa a los pacientes obesos de hacer trampa, glotonería, falta de voluntad, gula y complejos sexuales, los fuertes se indignan y deciden que la medicina moderna es un fraude y sus representantes, tontos, mientras que los débiles abandonan la lucha desesperanzados. Sea cual sea el caso, el resultado es el mismo: mayor aumento de peso, resignación a un desagradable destino y la resolución al menos de vivir tolerablemente el corto lapso que les esté asignado. ¡Que se vayan enhoramala los médicos y compañías de seguros!

Los pacientes obesos sólo se sienten físicamente bien si su peso es estable o aumenta. Pueden sentirse culpables, debido al aletargamiento y la indolencia que siempre se asocia con la obesidad. O pueden sentirse avergonzados de lo que los han hecho creer que es una falta de control. Pueden estar horrorizados por la apariencia de sus cuerpos desnudos y lo apretada que le queda la ropa. Pero tienen un sentimiento primitivo de satisfacción animal que se vuelve sufrimiento y desdicha tan pronto como hacen un intento decidido de reducir su peso. Esto tiene sus razones lógicas.

En primer lugar, se requiere más energía calórica para mantener un cuerpo grande a cierta temperatura que para calentar un cuerpo pequeño. En segundo lugar, el esfuerzo muscular para mover un cuerpo pesado es mayor que para mover uno liviano. El esfuerzo muscular consume calorías, que provienen de los alimentos. De esa manera, siendo todos los demás factores iguales, una persona gorda requiere más alimento que una delgada. Uno podría razonar por consiguiente que si una persona gorda come sólo el alimento adicional que su cuerpo necesita debería mantener su peso estable. Sin embargo, cualquier médico que haya estudiado a pacientes obesos en condiciones rigurosamente controladas sabe que esto no es cierto.

Muchos pacientes obesos en realidad suben de peso con una dieta que es calóricamente deficiente para sus necesidades básicas. Es por eso que debe haber algún otro mecanismo en funcionamiento.

Teorías glandulares

Antes se pensaba que este mecanismo podía estar relacionado con las glándulas sexuales. Sugería esa conexión el hecho de que muchos pacientes obesos juveniles mostraban un subdesarrollo de sus órganos sexuales. El aumento de peso en los hombres de mediana edad y la tendencia de muchas mujeres a subir de peso en la menopausia parecía indicar una conexión causal entre una función sexual decreciente y el sobrepeso. Sin embargo, cuando estuvieron a disposición hormonas sexuales altamente activas, se descubrió que su administración no tenía efecto alguno sobre la obesidad. Las glándulas sexuales no podían, por tanto, ser el origen del trastorno.

La glándula tiroides

Cuando se descubrió que la glándula tiroides controla la velocidad a la que se consume el combustible del cuerpo, se pensó que al administrarles glándula tiroides a pacientes obesos sus depósitos de grasa anormal se consumirían con más rapidez. Esto también demostró ser completamente decepcionante porque, como ahora sabemos, estos depósitos anormales no participan en la producción de energía del cuerpo: están encerrados de manera inaccesible. La medicación para la tiroides sólo fuerza al cuerpo a consumir sus reservas de grasa normal, que ya se han agotado en los pacientes obesos, y luego a descomponer estructuralmente la grasa esencial sin tocar los depósitos anormales. De esta manera, se puede llevar a un paciente hasta el borde de la inanición a pesar de tener más de cuarenta y cinco kilos de grasa de reserva. De esa manera, cualquier pérdida de peso que genere la medicación de la tiroides siempre es a expensas de la grasa que el cuerpo necesita urgentemente.

Mientras que la mayoría de los pacientes obesos tiene una glándula tiroides perfectamente normal, y algunos incluso tienen hipertiroidismo, ocasionalmente también se observan casos con una deficiencia real de tiroides. En tales casos, el tratamiento con tiroides ocasiona una pequeña pérdida de peso, pero esto no se debe a la pérdida de grasa anormal. Es por completo el resultado de la eliminación de una sustancia mucoide llamada mixedema, que el cuerpo acumula cuando existe una marcada deficiencia tiroidea primaria. Además, los pacientes que sufren sólo de una falta grave de hormona tiroides nunca son obesos en el verdadero sentido de la palabra. El hecho de que las personas con un peso normal, no los obesos, pierdan peso con rapidez cuando tienen hipertiroidismo ha podido contribuir también a la falsa idea de que hay una conexión entre la deficiencia tiroidea y la obesidad. Todavía hay numerosos malentendidos sobre el supuesto papel que desempeña la glándula tiroides en la obesidad, y realmente ya es hora de que los preparados para tiroides se tachen de una vez por todas de la lista de remedios contra la obesidad. Esto se debe en particular a que suministrar glándula tiroides a un paciente obeso con hipertiroidismo o cuya tiroides es normal, además de ser inútil, es claramente peligroso.

La glándula pituitaria

La siguiente glándula falsamente incriminada fue el lóbulo anterior de la pituitaria o hipófisis. Esta glándula de gran importancia se encuentra bien protegida en una cápsula ósea en la base del cráneo. Tiene una gran cantidad de funciones en el cuerpo, entre las que se encuentra la regulación de todas las otras glándulas endocrinas importantes. El hecho de que varios síntomas de deficiencia hipofisaria anterior suelan asociarse con la obesidad fomentó la esperanza de que el origen del trastorno pudiera estar en esta glándula. Pero aunque se ha aislado una gran cantidad de hormonas pituitarias y se han preparado muchos extractos de la glándula, ni uno de esos factores por sí solo o combinados con otros resultó ser de valor alguno en el tratamiento de la obesidad. Sin embargo, hace muy poco se descubrió un factor movilizador de grasa en las glándulas pituitarias, aunque aún es muy pronto para decir si está destinado a desempeñar un papel en el tratamiento de la obesidad.

Las adrenales

Recientemente han generado un enorme interés una larga serie de brillantes descubrimientos relacionados con el funcionamiento de las glándulas suprarrenales o adrenales, pequeños cuerpos que se ubican encima de los riñones. El interés también se dirigió al problema de la obesidad cuando se descubrió que un nuevo crecimiento glandular de las suprarrenales o su excesiva estimulación con ACTH (hormona adrenocorticotrófica), que es la hormona pituitaria que rige la actividad del borde exterior o corteza de las suprarrenales, causa una afección (el llamado síndrome de Cushing) que en algunos aspectos se asemeja a un caso grave de obesidad.

Cuando supimos que una estimulación anormal de la corteza suprarrenal podía producir síntomas que se parecen a la verdadera obesidad, este conocimiento no proporcionó un medio práctico para tratar la obesidad mediante la disminución de la actividad de la corteza suprarrenal. No existe evidencia que sugiera que en la obesidad hay algún exceso de actividad adrenocortical; de hecho, todas las pruebas apuntan a lo contrario. Parece haber más bien una falta de función adrenocortical y una disminución en la secreción de ACTH del lóbulo anterior de la hipófisis.*

---

* Existe alguna evidencia clínica que sugiere que los síntomas del síndrome de Cushing que se asemejan a la obesidad verdadera son causados por el mismo mecanismo que causa la obesidad común, mientras que los otros síntomas del síndrome se relacionan directamente con la disfunción de la corteza suprarrenal.

Por eso nuestra búsqueda del mecanismo que produce la obesidad de nuevo nos llevó a un callejón sin salida. Recientemente, muchos estudiantes de obesidad han vuelto a la actitud nihilista de que tan sólo comer de más causa obesidad y que sólo puede curarse comiendo menos de lo necesario.

El diencéfalo o hipotálamo

Para aquellos de nosotros que nos negábamos a desanimarnos, quedaba un atisbo de esperanza. Enterrada en lo profundo del masivo cerebro humano, hay una parte que tenemos en común con todos los animales vertebrados: el llamado diencéfalo. Es una parte muy primitiva del cerebro y, en el hombre, ha sido casi sofocada por las enormes masas de tejido nervioso con las que pensamos, razonamos y movemos voluntariamente nuestro cuerpo. El diencéfalo es la parte desde la que el sistema nervioso central controla todas las funciones animales automáticas del cuerpo: la respiración, los latidos del corazón, la digestión, el sueño, el sexo, el sistema urinario, el sistema nervioso autónomo o vegetativo y, mediante la pituitaria, la interacción completa de las glándulas endocrinas.

Por lo tanto, era razonable suponer que el diencéfalo podría controlar también la compleja operación de almacenar y expedir combustible al cuerpo. Se sabe desde hace mucho que el contenido de azúcar, otra forma de combustible, en la sangre depende de un cierto centro nervioso en el diencéfalo. Cuando se destruye este centro en animales de laboratorio, estos desarrollan una afección bastante similar a la diabetes estable en los seres humanos. También se sabe desde hace mucho que la destrucción de otro centro diencefálico produce un apetito voraz y un rápido ascenso de peso en animales, que nunca adquieren grasa de manera espontánea.

El banco de grasa

Suponiendo que en el ser humano existe tal centro controlador de los movimientos de la grasa, su función debería ser muy similar a la de un banco. Cuando el cuerpo asimila desde el tracto intestinal más combustible del necesario en ese momento, este excedente se deposita en lo que podríamos comparar con una cuenta corriente. Siempre se puede extraer de esta cuenta, según se desee. Todas las reservas de grasa normal están en dicha cuenta corriente, y es probable que el centro diencefálico maneje los depósitos y extractos.

Cuando, por razones que se analizarán más adelante, los depósitos crecen con rapidez mientras que los pequeños extractos se hacen más frecuentes, se puede llegar a un punto en el que se sobrepase la capacidad bancaria del diencéfalo. Al igual que un banquero podría sugerir a un cliente adinerado que, en lugar de acumular una gran cuenta corriente inmanejable, debería invertir su capital excedente, el cuerpo parece establecer un depósito a plazo fijo al que van todos los fondos excedentes pero del que ya no se puede extraer por el procedimiento usado con la cuenta corriente. De esta forma, el "banco de grasa" diencefálico se libera de todo el trabajo que va más allá de su capacidad bancaria normal. El comienzo de la obesidad data del momento en el que el diencéfalo adopta esta artimaña para ahorrar esfuerzo. Una vez que se ha establecido el depósito a plazo fijo, las reservas de grasa normal se mantienen al mínimo, mientras que cada excedente disponible queda encerrado en el depósito a plazo fijo y, por lo tanto, fuera de la circulación normal.

Tres Causas Básicas De La Obesidad

(1) El factor hereditario

Si suponemos que hay un límite en la capacidad bancaria de grasa del diencéfalo, se puede deducir que hay tres formas básicas en las que la obesidad puede manifestarse. La primera es que la capacidad del banco de grasa es anormalmente baja desde el nacimiento. Esta capacidad diencefálica congénitamente baja representaría entonces el factor heredado de la obesidad. Cuando esta característica anormal está notablemente presente, se desarrollará la obesidad a edad temprana a pesar de una alimentación normal: esto podría explicar por qué entre hermanos que comen los mismos alimentos de la misma mesa algunos se vuelven obesos y otros no.

(2) Otros trastornos diencefálicos

La segunda forma en la que puede la obesidad establecerse es la reducción de una capacidad de banco de grasa previamente normal que se deba a algún otro trastorno diencefálico. Parece ser una ley general que cuando uno de los muchos centros diencefálicos está especialmente sobrecargado, trate de aumentar su capacidad a expensas de otros centros.

En la menopausia y después de la castración, las hormonas previamente producidas en las glándulas sexuales ya no circulan por el cuerpo. Cuando las glándulas sexuales funcionan con normalidad, sus hormonas actúan como freno a la secreción de hormonas de la pituitaria anterior que estimulan las glándulas sexuales. Cuando se quita este freno, la pituitaria anterior aumenta enormemente su producción de estas hormonas estimuladoras de las glándulas sexuales, aunque ya no sean eficaces. Si no hay respuesta alguna de las glándulas que faltan o que no funcionan, no hay nada que detenga a la pituitaria anterior contra la producción en aumento de estas hormonas. Esta situación provoca una tensión excesiva en el centro diencefálico que controla la función de la pituitaria anterior. Para poder arreglárselas con esta carga adicional, el centro parece tomar cada vez más energía de otros centros, como los relacionados con la estabilidad emocional, la circulación sanguínea (sofocos) y otras regulaciones nerviosas autónomas, especialmente también del no tan vitalmente importante banco de grasa.

El tipo de diabetes llamado estable participa muy activamente en el centro diencefálico regulador del azúcar en la sangre. El diencéfalo trata de cubrir esta carga anormal pasando energía destinada al banco de grasa al centro de regulación del azúcar, con el resultado de que la capacidad bancaria de la grasa se reduce hasta el punto en el que se ve forzada a establecer un depósito a plazo fijo, e iniciar así el trastorno que llamamos obesidad. En este caso, uno debería considerar a la diabetes como la causa principal de la obesidad, pero también es posible que el proceso se revierta en el sentido de que un centro de grasa deficiente o sobrecargado de trabajo tome energía del centro de azúcar, en cuyo caso la obesidad sería la causa de ese tipo de diabetes en el que el páncreas no está involucrado en forma primaria. Por último, es concebible que en el síndrome de Cushing estos síntomas que parecen obesidad se deban por completo a la extracción de energía del banco de grasa diencefálico a fin de ponerla a disposición del centro altamente trastornado que rige el sistema adrenocortical de la pituitaria anterior.

Ya sea que la obesidad se deba a una marcada deficiencia heredada del centro de grasa o a un trastorno diencefálico regulatorio completamente diferente, su insurgencia obviamente no tiene nada que ver con comer en exceso y, en cualquiera de los dos casos, es seguro que se desarrollará la obesidad, independientemente de las restricciones en la dieta. En estos casos, cualquier déficit alimentario impuesto está compuesto por reservas esenciales de grasa y de la normal grasa estructural, para gran desventaja de la salud general del paciente.

(3) El agotamiento del banco de grasa

No obstante, existe aún una tercera forma en la que la obesidad puede establecerse, y es cuando se apela de repente (con énfasis en "de repente") a un centro de grasa presumiblemente normal para que se encargue de una enorme afluencia de alimento que excede en gran medida los requisitos momentáneos. A primera vista parece que tenemos aquí un sencillo caso en el que comer de más es responsable de la obesidad, pero analizándolo en profundidad pronto queda claro que la relación causa-efecto no es tan simple. En primer lugar, estamos simplemente suponiendo que la capacidad del centro de grasa es normal mientras que es posible, e incluso probable, que sólo las personas que tengan algún rasgo heredado en esa dirección puedan volverse obesas sólo por comer en exceso.

En segundo lugar, en muchos de estos casos la cantidad de comida ingerida sigue siendo la misma y es sólo el consumo de combustible por el cuerpo lo que ha disminuido repentinamente, como cuando un deportista está en cama durante muchas semanas con un hueso roto o cuando un hombre que lleva una vida muy activa de repente queda atado a su escritorio en la oficina y al televisor en su hogar. De manera similar, cuando una persona que ha crecido en un clima frío se traslada a un país tropical y continúa comiendo como antes, puede desarrollar obesidad debido a que en el clima cálido necesita mucho menos combustible para mantener la temperatura corporal normal.

Cuando una persona sufre un largo período de privación, ya sea debido a una enfermedad crónica, pobreza, hambruna o las exigencias de una guerra, sus regulaciones diencefálicas se ajustan hasta cierto punto al bajo consumo de alimentos. Cuando después, repentinamente cambian estas condiciones y tiene libertad para comer todo lo que desea, esto abruma a su centro regulador de grasa. Durante la última guerra, alrededor de 6000 refugiados polacos extremadamente desnutridos que habían pasado años angustiosos en Rusia fueron trasladados a un campamento en la India donde estaban bien alojados y recibían raciones normales de la armada británica y algo de efectivo para comprar algunos productos adicionales. En alrededor de tres meses, el 85% de ellos padecían obesidad.

En una persona que come alimentos crudos y sin refinar, la digestión es lenta y solo se asimilan por vez unos cuantos nutrientes desde el tracto intestinal. Cuando esa persona puede obtener de manera repentina alimentos altamente refinados como azúcar, harina blanca, mantequilla y aceite, los digiere y asimila tan rápido que la ráfaga de combustible entrante que se produce en cada comida puede abrumar con el tiempo los mecanismos diencefálicos regulatorios y derivar de esa manera en la obesidad. Esto se ve habitualmente en la persona pobre que de pronto se vuelve lo suficientemente rica como para comprar los alimentos refinados más caros aunque su consumo calórico total siga siendo el mismo o sea incluso inferior al de antes.

Aspectos psicológicos

Se ha escrito mucho sobre los aspectos psicológicos de la obesidad. Entre sus diversas funciones, el diencéfalo es también la sede de nuestros instintos animales primitivos y, al igual que en una situación de emergencia, puede pasar energía de un centro a otro, así que parece que puede transferir presión de un instinto a otro. De esta manera, una persona solitaria e infeliz, privada de todo alivio emocional y de toda satisfacción del instinto excepto el de calmar la sensación de hambre y de sed, puede usar éstos como salida a la presión contenida del instinto y así desarrollar obesidad. Sin embargo, una vez que esto ha ocurrido, no hay cantidad alguna de psicoterapia o análisis, felicidad, compañía ni satisfacción de otros instintos que pueda corregir la afección.

Comer compulsivamente

No hay nada más injusto que acusar a los pacientes obesos de comer de manera compulsiva, que es una forma de satisfacción sexual desviada. La mayoría de los pacientes obesos no comen compulsivamente, sino que sufren de un verdadero apetito, real, lacerante y torturador, que no tiene nada que ver en absoluto con comer de forma compulsiva. Incluso su repentino deseo de dulces es meramente el resultado de la experiencia de que los dulces, los pasteles y el alcohol apaciguarán con mayor rapidez la sensación intensa de hambre que cualquier otra comida. Esto no tiene nada que ver con instintos desviados.

Por otra parte, el comer compulsivamente se produce en pacientes obesos, especialmente en niñas a finales de su adolescencia o con poco más de veinte años. El comer compulsivamente difiere de manera fundamental de la mayor necesidad de comer de un paciente obeso. Se manifiesta en forma de ataques y nunca se asocia con un verdadero apetito, un hecho que admiten fácilmente los pacientes. Sólo sienten un deseo salvaje de atiborrarse. Pueden devorar casi un kilo de bombones en unos cuantos minutos; comida fría y grasienta del refrigerador, pan duro, sobras de platos apilados: casi cualquier cosa comible se traga con rapidez y ferocidad aterradoras.

En ocasiones, he tenido la oportunidad de observar tales ataques sin el conocimiento del paciente, y es un espectáculo atemorizante y desagradable, incluso si uno se da cuenta de que están en funcionamiento mecanismos completamente fuera del control del paciente. Una investigación detallada de lo que puede haber dado lugar a un ataque así revela casi invariablemente que está precedido de una fuerte estimulación sexual sin resolver, y los centros superiores del cerebro han bloqueado la primitiva satisfacción diencefálica del instinto. Se libera entonces la presión mediante otro canal primitivo, que es la satisfacción oral. En mi experiencia, lo único que curaría esta afección es el sexo desinhibido, un procedimiento terapéutico que casi nunca es factible porque, si lo fuera, el paciente lo habría adoptado sin incitación de un profesional, y de ninguna manera esto corregiría la obesidad asociada. Sólo surgirían nuevos y frecuentemente mayores problemas si se usa como medida terapéutica.

Los pacientes que sufren realmente de comer de manera compulsiva son comparativamente escasos. En mi práctica constituyen alrededor del 1-2%. Tratarlos por motivos de obesidad es una tarea desgarradora. Les va perfectamente bien entre ataques, pero un solo episodio que se produzca mientras están en tratamiento puede anular varias semanas de terapia. No sorprende mucho que dichos pacientes se desanimen. En esos casos, he hallado que la psicoterapia puede hacer que el paciente entienda completamente el mecanismo, pero no se haga nada para detenerlo. Tal vez la creciente permisividad sexual de la sociedad logre que el comer compulsivamente sea aún más infrecuente.

Es difícil decidir antes del tratamiento si un paciente realmente sufre o no de comer compulsivamente, porque muchos pacientes obesos creen que su deseo de comida, para ellos sin motivación, se debe a comer en forma compulsiva, cuando es siempre una mera necesidad mayor de alimentos. La única forma de averiguarlo es tratar a dichos pacientes. Los que son realmente comedores compulsivos continúan teniendo esos ataques, mientras que los que no lo son nunca tienen un ataque durante el tratamiento.

Reticencia a perder peso

Algunos pacientes están profundamente apegados a su grasa y no pueden soportar la idea de perderla. Si son inteligentes, populares y exitosos a pesar de su desventaja, es una fuente de orgullo. Algunas niñas gordas consideran su afección como una protección contra relaciones eróticas, a las que temen. Diseñan un patrón de vida en el que su obesidad desempeña un papel determinante y luego se vuelven reacias a alterar este patrón y enfrentar una nueva clase de vida que será completamente diferente después de que hayan adquirido una figura normal y con frecuencia muy atractiva. Temen gustarles a las personas (o que les tengan celos) a causa de su figura más que atraerles por su inteligencia o su personalidad únicamente. Algunas tienen la sensación de que bajar de peso significa abandonar una parte íntima y querida de ellas mismas. En muchos de estos casos la psicoterapia puede ser de utilidad, ya que permite a estas pacientes ver la situación global de manera plenamente consciente. Por lo general, se observa un apego afectuoso a la grasa anormal en pacientes que se ponen obesos en la infancia, pero no es necesariamente así.

En el resto de casos, lo máximo que puede lograr la psicoterapia en el tratamiento usual de la obesidad es hacer que la carga del hambre y las restricciones dietarias interminables resulten ligeramente más tolerables. Los pacientes que han establecido con éxito una transferencia erótica a su psiquiatra suelen ser más capaces de soportar su sufrimiento como un esfuerzo de amor secreto.

De esta forma hay una gran cantidad de maneras en las que puede iniciarse la obesidad, aunque el propio trastorno siempre se deba al mismo mecanismo: una incompetencia del centro de grasa diencefálico y el asentamiento de depósitos de grasa fijados en forma anormal en lugares anormales. Esto significa que una vez que se ha establecido la obesidad, no puede curarse eliminando esos factores que la provocaron como no puede apagarse un incendio eliminando la causa del fuego. De esta forma es útil, desde un punto de vista preventivo, un análisis de las diversas formas en las que la obesidad puede establecerse, pero no tiene relación con el tratamiento de la afección establecida. La eliminación de factores que aceleran claramente el curso del trastorno puede desacelerar su progreso o incluso detenerlo, pero nunca corregirlo.

No solamente por el peso...

El peso por sí solo no es un criterio satisfactorio por el que juzgar si una persona sufre o no del trastorno llamado obesidad. Cada médico está familiarizado con la señora tipo sílfide que entra al consultorio y declara con énfasis que se está poniendo horriblemente gorda y desea bajar de peso. Cualquier médico honesto y comprensivo llega de inmediato a la conclusión de que está tratando con una "chiflada". Si está ocupado, la despachará enseguida, pero si tiene tiempo la pesará y le mostrará las tablas que demuestran que en realidad está por debajo de su peso.

No he visto ni oído aún que a ninguna señora semejante le haya convencido alguno de estos procedimientos. La razón es que en mi experiencia la señora está casi siempre en lo correcto y el doctor está equivocado. Cuando se examina a tal paciente con detenimiento, uno encuentra muchos síntomas de obesidad potencial, que está justo por manifestarse como sobrepeso. La paciente siente con claridad que algo le pasa, que un cambio sutil está teniendo lugar en su cuerpo, y hace que se alarme.

Existen una serie de síntomas que son característicos de la obesidad. En la obesidad manifiesta están presentes muchos, y con frecuencia todos, esos síntomas. En casos latentes o que recién comienzan siempre se encuentran algunos, y debería ser una norma que si están presentes dos o más de estos síntomas corporales, se considere el caso como uno que necesita ayuda inmediata.

Indicios y síntomas de obesidad

Los síntomas corporales pueden dividirse en los que se han desarrollado antes de la pubertad, los que indican un fuerte factor heredado, y los que se desarrollan en el comienzo del trastorno manifiesto. Los síntomas tempranos son un tamaño desproporcionadamente grande de los dos dientes delanteros superiores, el primer incisivo, o un hoyuelo a ambos lados del hueso sacro, justo por encima de las nalgas. Cuando extienden los brazos con las palmas hacia arriba, los antebrazos parecen bruscamente orientados hacia afuera desde la parte superior de los brazos. Lo mismo se aplica a las extremidades inferiores. El paciente no puede juntar los pies sin que las rodillas se monten una sobre otra: tiene las piernas arqueadas en realidad.

La incipiente acumulación de grasa anormal se ve como un pequeño cojín justo por debajo de la nuca, lo que se llama coloquialmente la "joroba de la duquesa". Hay un bulto graso triangular que aparece delante de la axila cuando se pega el brazo al cuerpo. Cuando se estira la piel por la grasa que se acumula rápidamente debajo de ella, puede dividirse en las capas inferiores. Cuando son grandes y recientes, esos desgarros son morados, pero luego se transforman en tejido cicatricial blanco. Esas estrías, como se las llama, se producen por lo general en el abdomen de las mujeres durante el embarazo, pero en la obesidad se encuentran por lo general en los senos, las caderas y ocasionalmente en los hombros. En muchos casos, las estrías son tan delgadas que las pequeñas líneas blancas apenas son visibles. Siempre son una señal segura de obesidad, y aunque puede ser ligera en el momento del examen, tales pacientes suelen recordar un período de su infancia en la que eran excesivamente regordetes.

Otro síntoma típico es un cojín de grasa en las partes internas de las rodillas, un lugar donde las reservas de grasa normal nunca se almacenan. Puede haber un pliegue de piel sobre el área púbica y otro puede desplegarse alrededor de ambos lados del pecho, donde puede pinzarse entre dos dedos un rollo blando de grasa. En los hombres, siempre es indicativa una acumulación excesiva de grasa en los senos, mientras que en la mujer los senos por lo general, aunque no necesariamente siempre, son grandes. Obviamente es característica la grasa excesiva en el abdomen, las caderas, los muslos, la parte superior de los brazos, el mentón y los hombros, y es importante recordar que cualquiera de estos síntomas puede estar presente en personas cuyo peso es estadísticamente normal, especialmente si están a dieta por su cuenta con una férrea determinación.

Los síntomas clínicos comunes indicativos sólo en su asociación y en el marco del cuadro clínico completo son: jaquecas frecuentes, dolores reumáticos sin anormalidad ósea detectable; sensación de pereza o aletargamiento, a menudo tanto física como mental, y con frecuencia asociada con insomnio: los pacientes dicen que todo lo que quieren es descansar; la sensación aterradora de estar famélicos y algunas veces débiles de hambre dos o tres horas después de una comida abundante y un ansia irresistible de dulces y alimentos con almidón que suelen abrumar al paciente de forma bastante repentina sustituidas en ocasiones por el deseo de beber alcohol; el estreñimiento y un colon espástico o irritable son demasiado frecuentes entre los obesos, al igual que los trastornos menstruales.

Volviendo una vez más a nuestra señora tipo sílfide, podemos decir que la combinación de algunos de estos síntomas con unos pocos indicios fisiológicos típicos es suficiente evidencia para tomar con seriedad el caso. Una figura humana, masculina o femenina, sólo puede juzgarse desnuda: cualquier opinión basada en una apariencia con ropa puede ser exageradamente desacertada, y me siento impulsado a llegar a la conclusión de que, dejando de lado los pacientes francamente psicóticos, como los casos de anorexia nerviosa, no existe una fijación mórbida con el peso. No he visto aún un paciente que continúe quejándose después de que su figura se haya normalizado con el tratamiento adecuado.

La señora demacrada

Recuerdo el caso de una señora que acompañaron a mi consultorio mientras yo hablaba por teléfono. Se sentó frente a mi escritorio y, cuando levanté la vista para saludarla, vi la imagen típica de una demacración avanzada. La piel seca le colgaba floja sobre los huesos del rostro, su cuello era escuálido y sus clavículas y costillas sobresalían de profundos huecos. Inmediatamente pensé en cáncer y decidí a cuál de mis colegas del hospital la referiría. De hecho, me sentí un poco molesto de que mi asistente no le hubiera explicado que su caso no estaba dentro de mi especialidad. Cuando le pregunté qué podía hacer por ella, respondió que quería bajar de peso. Traté de ocultar mi sorpresa, pero ella debió haber notado una expresión fugaz, porque sonrió y dijo: "Sé que creerá que estoy loca, pero sólo espere". Después de decir eso, se levantó y vino hasta mi lado del escritorio. De una cintura diminuta resaltaban caderas y muslos enormes.

Con el uso de una técnica que describiré enseguida, la grasa anormal de sus caderas se trasladó al resto de su cuerpo, que se había demacrado por meses de hacer dietas muy estrictas. Al final del tratamiento, que duró cinco semanas, esta mujer pequeña había perdido más de 20 centímetros de las caderas mientras que su rostro se veía fresco y sonrosado, las costillas ya no eran visibles y su peso era exactamente el mismo que el que tenía en la primera consulta.

Gordo pero no obeso

Si bien una persona estadísticamente de bajo peso puede igualmente sufrir el trastorno que causa la obesidad, también es posible que una persona esté estadísticamente con sobrepeso sin padecerla. Para estas personas el peso no supone un problema, ya que pueden aumentarlo o reducirlo a voluntad y no experimentan dificultad para reducir su consumo calórico. Son amos de su peso, lo que no les sucede a los obesos. Más aún, su exceso de grasa no muestra preferencia por ciertas zonas típicas del cuerpo, como sucede en todos los casos de obesidad. De esta manera, no puede decidirse simplemente consultando las tablas de peso si un caso dudoso realmente es obesidad o no.

El Tratamiento De La Obesidad

Si la obesidad siempre se debe a una deficiencia diencefálica muy específica, se deduce que la única forma de curarla es corregir esta deficiencia. Al principio, esto parecía una tarea completamente imposible. El mayor obstáculo era que casi no teníamos esperanza de corregir un rasgo heredado ubicado profundamente dentro del cerebro, y si bien poseíamos, de hecho, una cantidad de fármacos cuyo punto de acción se creía que estaba en el diencéfalo, ninguno de ellos tenía el menor efecto sobre el centro de grasa. No había ni siquiera una pista que mostrara una dirección en la que pudiera moverse la investigación farmacológica para encontrar un fármaco que tuviera dicha acción específica. El enfoque más cercano eran los medicamentos reductores del apetito: las anfetaminas, pero éstas no curaban nada.

Una observación curiosa

Mientras reflexionaba sobre esta deprimente situación, recordé una observación bastante curiosa que había hecho muchos años atrás en la India. En ese momento sabíamos muy poco sobre la función del diencéfalo, y mi interés se centraba en la glándula pituitaria. Froehlich había descrito casos de extrema obesidad y subdesarrollo sexual en jóvenes que sufrían de un nuevo crecimiento del lóbulo anterior de la hipófisis, produciendo lo que entonces se comenzó a conocer como enfermedad de Froehlich. Sin embargo, muy pronto se descubrió que un síndrome idéntico, aunque con un curso menos fulminante, era bastante común en pacientes cuya glándula pituitaria era perfectamente normal. Son los llamados "niños gordos" con largas manos delgadas, senos que cualquier jovencita de pecho plano estaría orgullosa de tener, amplias caderas, nalgas y muslos con estrías, piernas arqueadas y genitales subdesarrollados, frecuentemente con testículos no descendidos.

También se supo que en estos casos los órganos sexuales podían desarrollarse dando al paciente inyecciones de una sustancia extraída de la orina de mujeres embarazadas: se había demostrado que inyectada en ratas sexualmente inmaduras esta sustancia las hacía desarrollarse de manera precoz. Se llamó "unidad internacional" a la cantidad de sustancia que producía este efecto en una rata, y el extracto purificado fue nombrado en consecuencia "gonadotrofina coriónica humana", donde "coriónica" significa que se produce en la placenta y "gonadotrofina", que su acción se dirige a las glándulas sexuales.

La forma habitual de tratar a los "niños gordos" con genitales subdesarrollados es inyectarles varios cientos de unidades internacionales dos veces por semana. La gonadotrofina coriónica humana, que a partir de ahora llamaremos simplemente hCG, es cara y como los "niños gordos" son bastante comunes en la India, traté de establecer la dosis eficaz más pequeña. En el transcurso de este estudio surgieron tres puntos interesantes. El primero fue que cuando la orina fresca de embarazada de la sala femenina se daba en cantidades de alrededor de 300 cm3 por enema de retención, se podían obtener resultados igual de buenos que inyectando la sustancia pura. El segundo fue que dar pequeñas dosis diarias parecía ser igual de eficaz que dar dosis mucho más grandes dos veces a la semana. En tercer lugar está la observación que nos interesa aquí, y es que cuando a estos pacientes se les daban pequeñas dosis diarias parecían perder su apetito voraz aunque no subían ni bajaban de peso. Pero extrañamente, su forma sí cambiaba. Aunque no se restringían en la dieta, había una disminución definida en la circunferencia de sus caderas.

Grasa en movimiento

Al recordar esto, se me ocurrió que el cambio en la forma sólo podía explicarse por un desplazamiento de la grasa desde los depósitos anormales en las caderas y, de ser así, había sólo una oportunidad de que mientras esa grasa estaba en transición, podía estar disponible para el cuerpo como combustible. Era fácil de descubrir ya que en ese caso, la grasa en movimiento podría reemplazar la comida. Entonces podría ser posible que un "niño gordo" se mantuviera en una dieta estrictamente restringida sin sensación de hambre, a pesar de una rápida pérdida de peso. Cuando lo intenté en casos típicos de síndrome de Froehlich, descubrí que mientras los pacientes recibían pequeñas dosis diarias de hCG, podían seguir con sus ocupaciones habituales con comodidad haciendo una dieta de sólo 500 calorías diarias y perder en promedio alrededor de medio kilogramo por día. También fue perfectamente evidente que sólo se estaba consumiendo grasa anormal, ya que no había señales de agotamiento de la grasa normal. Su piel seguía estando fresca y turgente, y gradualmente sus figuras se volvían completamente normales, y la administración diaria de hCG parecía no tener efectos secundarios que no fueran beneficiosos.

A partir de allí, fue un pequeño paso intentar el mismo método en todas las demás formas de obesidad. Tomó algunos cientos de casos establecer más allá de toda duda razonable que el mecanismo opera en exactamente la misma forma y al parecer sin excepción en todos los casos de obesidad. Descubrí que, aunque la mayoría de los pacientes se trataban en los consultorios externos, rara vez se producían errores dietarios flagrantes. Por el contrario, la mayoría se quejaba de que dos comidas de 250 calorías cada una eran más de lo que podían manejar, y continuamente tenían una sensación de haber acabado de comer una gran comida.

Embarazo y obesidad

Una vez abierta esta senda, más observaciones parecían sumarse al mismo curso. Por ejemplo, es bien sabido que durante el embarazo, una mujer obesa puede perder peso con mucha facilidad. Puede reducir drásticamente su dieta sin sentir hambre ni incomodidad y perder peso sin dañar en forma alguna al niño que lleva en su vientre. También es sorprendente en qué medida puede sufrir una mujer vómitos causados por el embarazo sin que esto represente un daño real.

El embarazo es una excelente oportunidad para una mujer obesa de reducir su exceso de peso. Que rara vez aproveche esta oportunidad se debe a la noción errónea, generalmente fomentada por sus parientes de más edad, de que ahora tiene "dos bocas que alimentar" y debe "conservar su fuerza para el acontecimiento que se avecina". Todos los obstetras modernos saben que esto es un disparate y que cuanta más grasa superflua se pierda, más fácil será el parto, aunque algunos todavía dudan de prescribir una dieta lo suficientemente baja en calorías como para provocar una reducción drástica.

Una mujer puede subir de peso durante el embarazo pero nunca puede ponerse obesa en el sentido estricto de la palabra. Bajo la influencia de la hCG que circula en enormes cantidades en su cuerpo durante el embarazo, su capacidad bancaria diencefálica parece ser ilimitada, y nunca se forman depósitos fijos anormales. En el parto, se encuentra repentinamente privada de hCG, y su centro de grasa diencefálico regresa a su capacidad normal. Es sólo entonces cuando la grasa anormalmente acumulada queda encerrada nuevamente en un depósito a plazo fijo. A partir de ese momento ella sufre de obesidad y está sometida a todas sus consecuencias.

El embarazo parece ser la única condición humana normal en la que la capacidad del banco de grasa diencefálico es ilimitada. Sólo durante este período los depósitos fijos de grasa pueden transferirse otra vez a la cuenta corriente y se puede extraer de ella con libertad para compensar cualquier déficit nutricional. Durante el embarazo, cada gramo de grasa de reserva está a disposición del feto en crecimiento. Si esto no fuera así, una mujer obesa, con las reservas normales ya agotadas, tendría enormes dificultades para llevar su embarazo a término. Existe una evidencia considerable que sugiere que es la hCG producida en grandes cantidades en la placenta la que provoca este cambio diencefálico.

Aunque tal vez podamos aumentar la capacidad del banco de grasa diencefálica inyectando hCG, esto no afecta en sí mismo al peso, así como transferir fondos monetarios de un depósito a plazo fijo a una cuenta corriente no hace más pobre a una persona: para empobrecer también es necesario que gaste libremente el dinero que se volvió disponible. En el embarazo, las necesidades del embrión creciente se encargan de esto hasta cierto punto, pero en el tratamiento de la obesidad no hay embrión, y así, debe tomar su lugar una restricción dietaria muy estricta en el tiempo que dure el tratamiento.

Sólo cuando realmente se consume la grasa que está en tránsito bajo efecto de la hCG se puede extraer más grasa de los depósitos a plazo fijo. En el embarazo, sería muy poco deseable que al feto se le ofreciera abundante comida sólo cuando hay una gran afluencia desde el tracto intestinal. Las condiciones nutricionales ideales para el feto sólo pueden lograrse cuando la sangre materna se satura continuamente con comida, independientemente de si ella come o no, ya que de otra forma un período de inanición podría dificultar el crecimiento constante del embrión. Parece que la hCG provoca esta saturación continua de la sangre, que es la razón por la que los pacientes obesos en tratamiento con hCG nunca sienten hambre a pesar de su consumo de alimentos drásticamente reducido.

La naturaleza de la gonadotrofina coriónica humana

La gonadotrofina coriónica humana (hCG) nunca se encuentra en el cuerpo humano, excepto durante el embarazo y en los casos poco comunes en los que un resto de tejido placentario sigue creciendo en el útero, que es lo que se conoce como un epitelioma coriónico. Nunca se encuentra en el hombre. El tipo humano de gonadotrofina coriónica se encuentra únicamente durante el embarazo de las mujeres y de los grandes simios. Se produce en grandes cantidades para que durante ciertas etapas del embarazo una mujer pueda excretar hasta un millón de unidades internacionales al día a través de la orina, que es suficiente para hacer que un millón de ratas infantiles se desarrollen de manera precoz. Otros mamíferos utilizan una hormona distinta, que se les puede extraer del suero sanguíneo pero no de la orina. Su placenta varía en esto y en otros aspectos propios del hombre y de los grandes simios. Esta gonadotrofina coriónica animal se descompone con mucha más lentitud en el cuerpo humano que la hCG, y además es menos adecuada para el tratamiento de la obesidad.

Como sucede a menudo en la medicina, se ha generado mucha confusión al darle su nombre a la hCG antes de que su verdadero modo de acción se comprendiese. Se ha explicado que gonadotrofina literalmente significa una sustancia u hormona cuya acción se dirige a las glándulas sexuales, y esto es bastante engañoso. Desde sus comienzos, se descubrió que la hCG podía hacer que las glándulas sexuales infantiles se desarrollaran, motivo por el que se ignoró completamente que no tiene ningún efecto estimulante sobre las glándulas sexuales desarrolladas y que funcionan normalmente. Ninguna cantidad de hCG puede aumentar la función sexual normal, sólo puede mejorar una que sea anormal y, en los jóvenes, acelerar el inicio de la pubertad. Sin embargo, esto no es un efecto directo. La hCG actúa exclusivamente a nivel diencefálico y ahí provoca un aumento considerable en la capacidad funcional de todos los centros que funcionan a su capacidad máxima.

Las verdaderas gonadotrofinas

Dos hormonas conocidas en la mujer, la hormona foliculoestimulante (FSH) y la hormona luteoestimulante (LSH), son secretadas por el lóbulo anterior de la hipófisis. Estas hormonas son verdaderas gonadotrofinas porque directamente controlan la función de los ovarios. La hipófisis anterior es controlada a su vez por el diencéfalo y, por tanto, cuando existe una deficiencia ovárica, el centro diencefálico involucrado se obliga a corregir los problemas al aumentar la secreción de la hipófisis anterior de FSH o de LSH, según sea necesario. Cuando hay una deficiencia sexual presente clínicamente, es una señal de que el centro diencefálico involucrado es incapaz, a pesar del esfuerzo máximo, de arreglárselas con la demanda de estimulación de la hipófisis anterior.* Cuando la administración de hCG aumenta la capacidad funcional del diencéfalo, todas las demandas se pueden satisfacer por completo y se corrige la deficiencia sexual.

Se confirma que este es el verdadero mecanismo causante de la presunta acción gonadotrófica de la hCG, por el hecho de que cuando se extirpa la glándula hipófisis de las ratas infantiles an-

---

* Debido a que estamos hablando de desarreglos del tipo puramente regulatorios, es obvio que excluimos todos los casos en que existen grandes lesiones orgánicas de la hipófisis o de las glandulas sexuales propias.

tes de que se les administre la hCG, esto último no tiene ningún efecto sobre sus glándulas sexuales. Por lo tanto, la hCG no puede tener una acción de estimulación directa sobre las glándulas sexuales como la de las gonadotrofinas de la hipófisis anterior, como se les atribuye debidamente a la FSH y la LSH. Estas últimas son sustancias completamente diferentes de las que se pueden extraer de la orina de las embarazadas, a la cual lamentablemente se le llama gonadotrofina coriónica. Sería no más incómodo y ciertamente más apropiado, si la hCG fuera en lo sucesivo llamada diencefalotrofina coriónica.

La hCG no es una hormona sexual

No se puede enfatizar lo suficiente que la hCG no es una hormona sexual, que su acción es idéntica en hombres, mujeres y niños, y en aquellos casos en los que las glándulas sexuales ya no funcionan debido a la edad avanzada o a su extirpación quirúrgica. El único cambio sexual que puede surgir después de la pubertad es una mejoría de la deficiencia preexistente, pero nunca una estimulación más allá de la normal. De forma indirecta a través de la hipófisis anterior, la hCG regula la menstruación y facilita la concepción pero nunca viriliza a una mujer o afemina a un hombre. Tampoco hace que a los hombres les crezcan senos ni interfiere con su virilidad, aunque mejorará donde haya alguna deficiencia. Nunca hará que a las mujeres les salga barba o que desarrollen una voz grave. He destacado este punto sólo por mis lectores legos porque, en nuestra experiencia diaria, cuando los pacientes escuchan la palabra hormona, inmediatamente sacan la conclusión de que esto tiene algo que ver con el ámbito sexual. No están acostumbrados como nosotros a pensar en tiroides, insulina, cortisona, adrenalina, etc., como hormonas.

Importancia y potencia de la hCG

Debido al hecho de que la hCG no tiene una acción directa sobre ninguna glándula endocrina, su gran importancia en el embarazo ha sido pasada por alto y su potencia subestimada. Puesto que una mujer embarazada puede producir hasta un millón de unidades al día, creemos que la inyección de sólo 125 unidades diarias es suficiente para reducir el peso a razón de medio kilogramo por día aproximadamente, incluso con alguien que pese cerca de 200 kilogramos, cuando se asocie con una dieta de 500 calorías. No es exageración decir que el desbordamiento de hCG en el cuerpo femenino es, por mucho, el acontecimiento hormonal más espectacular del embarazo. Tiene una gran importancia en la protección de la madre y del bebé, y me atrevo a decir que ninguna mujer, y ciertamente no una que sea obesa, podría llevar a término su embarazo sin ella.

Si se me puede perdonar comparar a mis compañeros endocrinólogos con madrastras malvadas, la hCG ha sido verdaderamente su Cenicienta y solamente de manera romántica puedo esperar que su extraordinario efecto sobre la grasa anormal pruebe ser su hada madrina.

La hCG se conoce desde hace más de medio siglo. Es la sustancia que Aschheim y Zondek usaron de forma tan impresionante para diagnosticar el embarazo en sus primeras etapas mediante la orina. Fuera de eso, lo único que se logró con ella en los laboratorios experimentales, era producir ratas precoces, lo cual no era un avanzo particularmente estimulante en la investigación en una época en que descubrimientos endocrinológicos mucho más emocionantes se llevaban a cabo por todas partes, relegando a la hCG a permanecer en aguas más tranquilas.

Trastornos complicantes

Algunos trastornos complicantes se asocian a menudo con la obesidad, y estos son los que debemos analizar brevemente. Los trastornos asociados más importantes y en los que la obesidad parece desempeñar un papel precipitante o al menos agravante, son los siguientes: el tipo de diabetes estable, gota, reumatismo y artritis, presión arterial elevada y endurecimiento de las arterias, enfermedad coronaria y hemorragia cerebral.

A diferencia del hecho de que con frecuencia se asocian, aunque no necesariamente, con la obesidad, estos trastornos tienen dos cosas en común. En todos ellos las investigaciones modernas se están inclinando cada vez más a creer que la regulación diencefálica desempeña un papel dominante en su causalidad. El otro factor común es que o se mejoren o no ocurren durante el embarazo. Con respecto a esto último, se les unen varios trastornos no necesariamente asociados con la obesidad. Dichos trastornos son, por ejemplo, colitis, úlceras duodenales o gástricas, ciertas alergias, psoriasis, pérdida de cabello, uñas quebradizas, migraña, etc.

Si la hCG combinada con una dieta en una persona obesa provocan esos cambios diencefálicos que son característicos del embarazo, se esperaría ver una mejoría en todas estas afecciones, comparable a aquella vista en un embarazo real. La administración de la hCG lo hace, de hecho, de una manera notable.

Diabetes

En un paciente obeso que padece de un caso de diabetes estable bastante avanzada de varios años de duración, en el que el azúcar en la sangre puede variar de 3 a 400 mg%, a menudo es posible suspender todo medicamento antidiabético después de los primeros días de tratamiento. El azúcar en la sangre continúa bajando día tras día y con frecuencia puede alcanzar los valores normales en 2 a 3 semanas. Al igual que en el embarazo, este fenómeno no se observa en el tipo de diabetes inestable y como en algunos casos que son en su mayoría estables, puede haber un ligero factor de estabilidad en su estructura clínica; todos los diabéticos que sean obesos deben mantenerse bajo la estricta vigilancia y atención de un experto.

Un caso de diabetes inestable se debe en primer lugar a la incapacidad del páncreas de producir suficiente insulina, mientras que en el tipo estable, las regulaciones diencefálicas parecen ser de mayor importancia. Esa es posiblemente la razón por la que la forma estable responde tan bien al método de tratamiento para la obesidad con hCG, mientras que la inestable no lo hace. Los pacientes obesos por lo general padecen el tipo estable, pero un tipo estable puede cambiar gradualmente y convertirse en uno inestable, lo cual se asocia comúnmente con la pérdida de peso. Por tanto, cuando una persona diabética obesa se da cuenta de que está perdiendo peso sin hacer dieta ni seguir un tratamiento, debería desde el principio hacer que un experto controle su diabetes. Existen evidencias que sugieren que el cambio de estable a inestable es más posible que ocurra en pacientes que toman insulina para su diabetes estable.

Reumatismo

Todos los dolores reumáticos, incluso aquellos asociados con lesiones óseas demostrables, mejoran notablemente después de pocos días de tratamiento y a menudo no necesitan cortisona ni salicilatos. De nuevo, este es un fenómeno muy bien conocido durante el embarazo y el efecto no es menos dramático bajo tratamiento con hCG combinado con la dieta. Como sucede después del embarazo, el dolor de las articulaciones deformadas regresa después del tratamiento, pero parece que dosis de analgésicos más pequeñas pueden controlarlo satisfactoriamente después de bajar de peso. De cualquier forma, el método de hCG hace posible en los pacientes artríticos obesos que se interrumpa el tratamiento prolongado con cortisona sin que haya una reaparición del dolor. Esto de por sí es más que bienvenido, pero existe la ventaja adicional de que el tratamiento estimula la secreción de la ACTH de una manera fisiológica y que esto regenera la corteza suprarrenal, la cual tiende a sufrir bajo tratamiento con cortisona prolongado.

Colesterol

La magnitud exacta en la que el colesterol en la sangre está asociado con el endurecimiento de las arterias, la presión arterial elevada y la enfermedad coronaria sigue siendo desconocida, pero sí es ampliamente aceptado que el nivel de colesterol en la sangre viene regido por mecanismos diencefálicos. El comportamiento del colesterol circulante es, por consiguiente, de particular interés durante el tratamiento de la obesidad con hCG. El colesterol circula de dos formas: libre y esterificada. Por lo general, estas fracciones están presentes en un porcentaje de aproximadamente 25% de colesterol libre y 75% de esterificado, y es esta última fracción la que daña las paredes arteriales. En el embarazo, esta proporción se invierte y puede darse por sentado que la arterioesclerosis nunca empeora durante el embarazo por esta misma razón.

Que yo sepa, la única otra afección en la que la proporción entre el colesterol libre y el esterificado se invierten, es durante el tratamiento de la obesidad con hCG combinado con la dieta, cuando tiene lugar exactamente el mismo fenómeno. Esto parece ser un indacador importante del grado en que un paciente bajo tratamiento con hCG se asemeja a una mujer embarazada, en cuanto al comportamiento diencefálico.

Cuando la cantidad total de colesterol circulante es normal antes del tratamiento, esta cantidad absoluta no aumenta ni disminuye significativamente. Pero cuando se trata con hCG a un paciente obeso con un elevado nivel de colesterol fuera de lo normal y que ya muestra síntomas de arterioesclerosis, su presión arterial baja y su circulación coronaria parece mejorar, y sin embargo, el colesterol total en la sangre puede dispararse hasta nive-niveles nunca antes alcanzados.

Al principio, esto nos inquietó enormemente. Pero entonces vimos que los pacientes no sufrían ningún daño aunque el tratamiento se continuara y encontramos en los exámenes de seguimiento llevados a cabo durante algunos meses después del tratamiento, que el nivel de colesterol estaba mucho mejor que antes del tratamiento. Como el aumento se da más en la forma de colesterol libre no dañino, gradualmente aprendimos a aceptar este fenómeno. Hoy en día, creemos que el aumento se debe en su totalidad a la liberación de depósitos de colesterol recientes que no han sufrido aún la calcificación en las paredes arteriales y que, por lo tanto, es altamente beneficioso.

Gota

Un comportamiento idéntico se encuentra en el nivel de ácido úrico en la sangre de los pacientes que padecen de gota. Como es de esperar, tales pacientes sufren un ataque agudo y a menudo grave después de los primeros días de tratamiento con hCG, pero después permanecen completamente sin dolor a pesar de que su ácido úrico en sangre muestra con frecuencia un marcado aumento, el cual puede durar varios meses después del tratamiento. Aquellos pacientes que recuperaron su peso normal permanecen sin ningún síntoma independientemente de lo que coman, mientras que los que necesitan un segundo ciclo de tratamiento, sufren otro ataque de gota tan pronto como se inicia el segundo ciclo. Aún desconocemos qué mecanismos diencefálicos están involucrados en la gota; es posible que factores emocionales desempeñen algún papel en ello, y vale la pena recordar que la enfermedad no ocurre en las mujeres que están en edad de procrear. Ahora les damos dos tabletas diarias de ZYLORIC a todos los pacientes que tienen un historial de gota y un nivel de ácido úrico en la sangre elevado. De esta forma, podemos evitar por completo los ataques durante el tratamiento.

Presión arterial

Los pacientes que se han llevado a sí mismos al punto de la desnutrición al exagerar sus dietas, el uso de laxantes, etc., con frecuencia tienen una presión arterial anormalmente baja. En estos casos la presión arterial se eleva a valores normales al principio del tratamiento y luego baja gradualmente, como sucede siempre en los pacientes con una presión arterial normal. Los valores normales siempre se recuperan después de unos días de terminado el tratamiento. Durante el tratamiento los pacientes no se dan cuenta de que la presión arterial disminuye. Cuando la presión arterial es anormalmente elevada, y puesto que no existen lesiones renales detectables, la presión baja como pasa habitualmente durante el embarazo. Con frecuencia baja de forma muy rápida, tanto así que algunas veces se recomienda disminuir la velocidad del proceso con medicamentos para mantener la presión, hasta que la circulación tenga unos días para ajustarse a la nueva situación. Por otra parte, entre los miles de casos tratados, nunca hemos observado ningún incidente adverso que pudiera atribuirse al repentino descenso de la presión arterial elevada.

Cuando una mujer que padece de presión arterial elevada queda embarazada, su presión arterial baja en muy poco tiempo, pero después de su internación, puede gradualmente volver a elevarse a su nivel anterior. De manera similar, la presión arterial elevada presente antes del tratamiento con hCG tiende a elevarse otra vez después de terminado el tratamiento, aunque este no siempre es el caso. Pero los niveles elevados anteriores raramente se alcanzan, y tenemos la impresión de que tales recaídas responden mejor a los fármacos ortodoxos como reserpina, que antes del tratamiento.

Úlceras pépticas

En nuestros casos de personas obesas con úlceras gástricas o duodenales, hemos notado una mejoría sujetiva sorprendente a pesar de una dieta que generalmente sería considerada poco apropiada para un paciente con úlcera. Aquí, también, existe una similitud con el embarazo en el que las úlceras pépticas casi nunca ocurren. Sin embargo, hemos observado dos casos con un historial previo de varias hemorragias en las que el sangrado tenía lugar dentro de las dos semanas posteriores a la finalización del tratamiento.

Psoriasis, uñas, cabello y úlceras varicosas

Al igual que en el embarazo, la psoriasis mejora notablemente durante el tratamiento pero puede haber una recaída cuando el tratamiento termina. La mayoría de pacientes muestran de manera espontánea una marcada mejoría en la afección de las uñas quebradizas. La pérdida de cabello asociada no con poca frecuencia con la obesidad se detiene temporalmente, aunque en casos muy extraños se informó de un aumento en la pérdida de cabello. Recuerdo un caso en el que un paciente desarrolló calvicie irregular, también llamada alopecia areata, después de un trauma emocional severo, justo antes de comenzar con un tratamiento de hCG. Nuestro dermatólogo diagnosticó el caso como particularmente grave, en el que predijo que todo el cabello se perdería. Recomendó no seguir con el tratamiento de reducción de peso, pero en vista de mi experiencia anterior, y ya que el paciente estaba muy ansioso por no posponerlo, analicé el asunto con el dermatólogo y se acordó que, siendo el paciente totalmente consciente de la situación, el tratamiento debía comenzarse.

Durante el tratamiento que duró cuatro semanas, el desarrollo adicional de parches de calvicie casi se detuvo; sin embargo, en el transcurso de una semana después de haber terminado el ciclo de hCG, todo el cabello restante se perdió tal y como lo predijo el dermatólogo. Lo interesante es que el tratamiento fue capaz de posponer este resultado, pero no de prevenirlo. La paciente tiene ahora una nueva cabellera de la cual está muy orgullosa.

En los pacientes obesos con úlceras varicosas grandes nos sorprendió descubrir que estas úlceras sanaban rápidamente al estar bajo el tratamiento con hCG. Desde entonces hemos tratado a los pacientes no obesos que padecen de úlceras varicosas con inyecciones diarias de hCG con dietas normales, obteniendo resultados igual de buenos.

El hombre "embarazado"

Cuando un paciente de sexo masculino escucha que le van a poner en una situación que en muchos aspectos se asemeja al embarazo, por lo general queda impactado y horrorizado. El médico debe explicarle cuidadosamente que esto no significa que se le vaya a afeminar ni que la hCG vaya a interferir de ninguna manera en su sexo. Se le deberá hacer entender que en aras de la propagación de la especie, la naturaleza ha proporcionado un perfecto funcionamiento del centro regulador en el diencéfalo durante el embarazo y que simplemente utilizamos esta protección natural como medio de corrección del trastorno diencefálico, el cual es responsable de su sobrepeso.

La Técnica

Advertencias

Debo advertir al lector no especializado de que lo siguiente es principalmente para el médico tratante y de ninguna manera es un manual para hacerlo uno mismo. Muchas de las expresiones utilizadas significan algo completamente distinto para un médico cualificado de lo que su uso común implica, y solamente un médico puede interpretar correctamente los síntomas que pueden surgir durante el tratamiento. Cualquier paciente que crea que puede bajar de peso al aplicar unas cuantas "inyecciones" y comer menos, no sólo se decepcionará sino que podría enfrentar serios problemas. El beneficio que el paciente puede obtener de la lectura de esta parte del libro es darse cuenta de la gran importancia que tiene seguir al pie de la letra las indicaciones de su médico.

En el tratamiento de la obesidad con el método de hCG combinado con una dieta, manejamos lo que quizás es el órgano más complejo del cuerpo humano. El equilibrio funcional del diencéfalo es estar dispuesto decididamente, para que sin importar lo que pase en una parte, tendrá repercusiones en otras. En la obesidad este balance está mal ajustado y solamente puede

40

restablecerse si la técnica que estoy por describir se sigue al pie de la letra. Aunque las desviaciones parezcan insignificantes, particularmente aquellas que a primera vista parezcan ser una mejoría, es muy posible que produzcan los resultados más decepcionantes y que hasta anulen el efecto por completo. Por ejemplo, si la dieta se aumenta de 500 a 600 o a 700 calorías, la pérdida de peso es bastante insatisfactoria. Si la dosis diaria de hCG se aumenta a 200 unidades o más, su acción a menudo parece revertirse, posiblemente debido a que las dosis más elevadas provocan las regulaciones que contrarrestan la acción diencefálica. Por otra parte, el diencéfalo es un órgano extremadamente fuerte a pesar de su increíble complejidad. Desde un punto de vista evolutivo, es uno de los órganos más antiguos de nuestro cuerpo y su historia evolutiva data de más de 500 millones de años. Esto ha permitido su extraordinaria adaptabilidad a todas las exigencias naturales, y esa es una de las razones principales por las que la especie humana pudo evolucionar. Para lo que su evolución no lo preparó, fue para las condiciones a las cuales la cultura humana y la civilización ahora lo exponen.

Anamnesis

Cuando un paciente se presenta por primera vez para ser tratado, tomamos un historial general y anotamos el momento en el que se observan los primeros síntomas de sobrepeso. Tratamos de establecer el mayor peso que el paciente haya alcanzado en su vida (por supuesto, excluyendo el embarazo), cuándo fue y qué medidas se han tomado hasta ahora para tratar de reducirlo.

Tenemos la experiencia de que aquellos pacientes que han tomado preparaciones de tiroides durante largos períodos de tiempo, tienen un promedio ligeramente menor de pérdida de peso bajo el tratamiento con hCG que los que nunca han tomado tiroides. Esto sucede incluso en aquellos pacientes que han estado tomando tiroides porque tenían una tasa de metabolismo basal básica anormalmente debajo de lo normal. En muchos de estos casos, la tasa de metabolismo basal (BMR) no se debe a ninguna deficiencia intrínseca de la glándula tiroides, sino más bien a la falta de estimulación diencefálica de la glándula tiroides a través del lóbulo anterior de la hipófisis. Nunca permitimos que se tome tiroides durante el tratamiento, y aún así, un BMR que era muy bajo antes del tratamiento, por lo general se encuentra normal después de una o dos semanas de hCG combinada con una dieta. No hace falta decir que esto no corresponde a los casos en los que se produzca una deficiencia tiroidea debido a la extirpación quirúrgica de una parte de una glándula hiperactiva. Además es muy importante cerciorarse de que el paciente haya tomado diuréticos (píldoras para eliminar líquidos) ya que esto también disminuye la pérdida de peso bajo el régimen de la hCG.

Volviendo a nuestro procedimiento, a continuación le preguntamos al paciente algunas preguntas a las que debe responder simplemente con un "sí" o un "no". Las preguntas son: ¿Padece jaquecas? ¿Dolores reumáticos? ¿Trastornos menstruales? ¿Estreñimiento? ¿Disnea o fatiga? ¿Tobillos hinchados? ¿Se considera a sí mismo como un glotón? ¿Siente la necesidad de comer entre horas?

A continuación, el paciente se pesa y mide sin ropa. El peso normal para esta altura, edad, constitución esquelética y muscular se establece a partir de tablas de promedios estadísticos en las que para las mujeres con frecuencia es necesario hacer una anotación para quienes tienen senos muy grandes y pesados. El grado de sobrepeso se calcula entonces y a partir de ahí se puede evaluar a grandes rasgos la duración del tratamiento en base a una pérdida de peso de algo menos de 300 o 400 gramos por inyección diaria. Es una característica particularmente interesante del tratamiento de la hCG, que en pacientes razonablemente cooperativos, esta cifra sea notablemente constante, sin tener en cuenta el sexo, la edad y el grado de sobrepeso.

La duración del tratamiento

Los pacientes que necesitan bajar unos 7 kg o menos, necesitan 26 días de tratamiento con 23 inyecciones por día. Los tres días adicionales son necesarios porque todos los pacientes deben continuar la dieta de 500 calorías durante tres días después de la última inyección. Esta es una parte realmente esencial del tratamiento ya que si comienzan a comer normalmente, siempre que haya aún algo de la hCG en sus cuerpos, van a subir de peso de forma alarmante al final del tratamiento. Después de tres días, cuando toda la hCG se haya eliminado, esto ya no sucederá porque la sangre ya no estará saturada con alimentos y puede acomodar la afluencia adicional de los intestinos sin aumentar su volumen por la retención de líquidos.

Nunca damos un tratamiento que dure menos de 26 días, incluso a los pacientes que necesiten bajar tan sólo un par de kilos. Parece que incluso en el menor de los casos de obesidad, el diencéfalo necesita aproximadamente tres semanas de descanso de su esfuerzo máximo, al que se le sometió previamente para volver a recuperar por completo su capacidad normal de banco de grasas. Clínicamente, esto se expresa por sí mismo en el hecho de que cuando en estos casos leves el tratamiento se detiene tan pronto como el peso vuelve a ser normal, algo que se puede lograr en una semana, es mucho más fácil recuperarlo que después del ciclo completo de las 23 inyecciones.

Tan pronto como estos pacientes perdieron toda su grasa superflua anormal, inmediatamente comienzan a sentirse vorazmente hambrientos a pesar de que se mantengan las inyecciones. Esto se debe a que la hCG solamente pone en circulación a la grasa anormal y no puede, con la dosis utilizada, liberar los depósitos normales de grasa; de hecho, parece que evita su consumo. Tan pronto como alcancen su peso estadísticamente normal, se pondrá a estos pacientes una dieta de 800 a 1.000 calorías durante el resto del tratamiento.

La dieta se prepara de tal forma que el peso permanece totalmente estacionario y de este modo se sigue durante tres días después de la inyección número 23. Sólo entonces los pacientes pueden comer cualquier cosa que les guste, excepto azúcar y almidón, durante las siguientes tres semanas.

Estos casos son comunes entre las actrices, modelos y personas que están cansadas de la obesidad, habiendo visto los estragos causados en otros miembros de sus familias. Las actrices cinematográficas con frecuencia explican que deben pesar menos de lo normal. Esta petición nos negamos rotundamente a cumplirla, en primer lugar, porque tratamos de curar un trastorno y no de crear uno nuevo, y en segundo, porque está en la naturaleza del método de la hCG el ser autolimitante. Se vuelve completamente ineficaz tan pronto como toda la grasa anormal se consume. Las actrices con una ligera tendencia a la obesidad, después de haber probado todos los métodos de reducción de peso, llegan a la conclusión de que sus figuras son satisfactorias solamente cuando se encuentran por debajo de su peso, simplemente porque ninguno de estos métodos elimina sus depósitos de grasa superfluos. Cuando ven que bajo el tratamiento con la hCG su figura mejora en todas las proporciones en cuanto a la cantidad de peso perdido, casi siempre están contentas de permanecer dentro de su rango de peso normal.

Cuando un paciente tiene que perder más de 7 kilos el tratamiento toma más tiempo, pero aplicamos como máximo 40 inyecciones durante un solo ciclo, ya que tenemos como regla no dejar que los pacientes pierdan más de 15 kilos por vez. El tratamiento se detiene después de haber perdido uno 15 kilos o de haberse administrado 40 inyecciones. La única excepción que hacemos es en el caso de los pacientes grotescamente obesos a quienes se les permite perder entre dos y tres kilos adicionales si esto ocurre antes de terminar con las 40 inyecciones.

Inmunidad a la hCG

La razón por la que limitemos un ciclo a 40 inyecciones es porque algunos pacientes pueden comenzar a mostrar síntomas de inmunidad a la hCG. Aunque este fenómeno es bien conocido, no podemos aún definir el mecanismo subyacente. Tal vez después de un determinado período de tiempo el cuerpo aprende a descomponer y eliminar la hCG muy rápidamente, o es posible que el tratamiento prolongado conduzca a algún tipo de forma para contrarrestarla que anule el efecto diencefálico.

Después de 40 inyecciones diarias son necesarias unas seis semanas antes de que esta llamada inmunidad se pierda y la hCG comience nuevamente a ser completamente eficaz. Por lo general, después de unas 40 inyecciones los pacientes pueden sentir el inicio de la inmunidad en forma de hambre, lo cual previamente no existía. En esos casos relativamente extraños, en los que los síntomas de inmunidad se desarrollan antes de que el ciclo completo de las 40 inyecciones se complete, digamos en la inyección 35, el tratamiento deberá detenerse de inmediato ya que si se continúa, los pacientes comenzarán a verse cansados y demacrados, a sentirse débiles y hambrientos, y cualquier otra pérdida de peso que se logre, será siempre a expensas de la grasa normal. Esto no solamente es indeseable, sino que la grasa normal también se recupera inmediatamente, tan pronto como el paciente regresa a una dieta libre.

Los pacientes que necesitan sólo 23 inyecciones pueden inyectarse a diario, incluso los domingos, ya que nunca desarrollaran inmunidad. Para los que necesitan 40 inyecciones, el inicio de la inmunidad puede retrasarse si solamente se les administran seis inyecciones a la semana, dejando fuera los domingos u otro día que elijan, siempre que sea el mismo día. En los días en los que no se les administran inyecciones, sienten por lo general una ligera sensación de hambre. Al principio creímos que esto podría ser puramente psicológico, pero averiguamos que cuando se inyecta una solución salina normal sin que el paciente tenga conocimiento de ello, ocurre el mismo fenómeno.

Menstruación

Durante la menstruación, no se administran las inyecciones, pero la dieta se sigue y no causa dificultad alguna, aunque tan pronto como termine la menstruación, las pacientes se vuelven extremadamente hambrientas a menos que las inyecciones se reanuden inmediatamente. Es muy impresionante observar el sufrimiento de una mujer que ha llevado su dieta por un día o dos, más allá del final del período sin que se le administre su inyección y después escuchar al día siguiente que todo el hambre cesó en unas pocas horas después de administrada la inyección, y verla nuevamente contenta, sonrosada y alegre. En cuanto a la interrogante de la menstruación debe agregarse que en las adolescentes el período puede, en algunos casos poco comunes, retrasarse e inusualmente interrumpirse del todo. Si más adelante esto se induce artificialmente, es posible que se recupere algo del peso.

Ciclos adicionales

Los pacientes que necesiten perder más de 15 kilos deben recibir un segundo ciclo o incluso más. El segundo ciclo se puede iniciar después de un intervalo no menor a seis semanas, aunque la pausa puede ser mayor a seis semanas. Cuando un tercer, cuarto o hasta un quinto ciclo son necesarios, el intervalo entre los ciclos deberá hacerse progresivamente más largo. Entre un segundo y un tercer ciclo debe haber un lapso de ocho semanas; entre un tercero y un cuarto ciclo, doce semanas; entre un cuarto y un quinto ciclo, veinte semanas; y entre un quinto y un sexto ciclo, seis meses. De esta forma es posible llegar a una reducción de peso de algo más de 45 kilos y más si fuera necesario, sin incomodar al paciente.

En general, a los hombres les va algo mejor que a las mujeres y a menudo logran alcanzar un promedio de pérdida diaria mayor. Los casos muy avanzados se desenvuelven un poco mejor que los que están en sus primera etapas, pero hay que destacar que esta diferencia es sólo significativa en un sentido estadístico.

Condiciones que deben aceptarse antes del tratamiento

En base a esta información, la probable duración del tratamiento puede calcularse con una exactitud considerable, y esto se le explica al paciente. Se le aclara que durante el ciclo del tratamiento debe asistir a la clínica a diario para pesarle, administrarle las inyecciones y hacerle un chequeo general. Todos los pacientes que viven en Roma o que tienen amigos residentes o parientes con los que puedan quedarse, son tratados como pacientes ambulatorios; no obstante, los pacientes que vienen del extranjero deben permanecer en el hospital, ya que no se puede confiar en que ningún hotel ni restaurante prepare la dieta con la suficiente precisión. Estos pacientes reciben sus comidas, duermen y son atendidos en la clínica del hospital, pero son a su vez libres de pasar su tiempo como les plazca en la ciudad y paseando por sus alrededores, tomando baños o yendo al teatro.

También se aclara que entre los ciclos el paciente no recibe ningún tratamiento y es libre de comer cualquier cosa que le plazca, excepto productos que contengan almidón o azúcar durante las primeras tres semanas. Se hace hincapié en que tendrá que seguir al pie de la letra la dieta que se le prescriba y que después de los primeros tres días ya no le costará ningún esfuerzo puesto que no sentirá hambre y hasta, de hecho, tendrá dificultad en dejar la dieta de 500 calorías que se le haya dado. Si estas condiciones no resultan aceptables, el caso se rechaza, puesto que cualquier compromiso o medida parcial llevará con certeza a un descontento total por parte del paciente y también del médico, y es una pérdida de tiempo y energía.

Aunque un paciente sólo puede considerarse a sí mismo realmente curado cuando ha reducido su peso a uno estadísticamente normal, nosotros no insistimos en que se comprometa hasta ese punto. Incluso una pérdida parcial del sobrepeso es de gran beneficio, y nuestra experiencia nos dice que una vez que un paciente completa su primer ciclo, se encuentra tan entusiasmado por la facilidad con la que los resultados, sorprendentemente para él, se lograron alcanzar, que casi siempre vuelve por más.

Ciertamente, puede no haber duda en cuanto a que en mi clínica se pasa más tiempo tratando de calmar el entusiasmo exagerado que insistiendo en que se cumplan las reglas del tratamiento.

Examinar al paciente

Solamente cuando se llega a un acuerdo sobre los puntos ya mencionados, procedemos a examinar al paciente. Se anota el tamaño del primer incisivo superior, de una almohadilla adiposa en la nuca, en la axila y en la parte interna de las rodillas. Se observa si hay presencia de estrías, pliegue suprapúbico, pliegue torácico, angulación de las articulaciones del codo y de la rodilla, desarrollo de senos en hombres y mujeres, edema de los tobillos y estado de desarrollo genital en el hombre.

Donde sea que esto se indique, realizamos radiografía de la silla turca, que es como se denomina a la cápsula ósea que contiene a la glándula hipófisis, medimos la tasa de metabolismo basal, realizamos una radiografía de tórax y un electrocardiograma. Hacemos un hemograma y una velocidad de sedimentación, y estimamos el ácido úrico, el colesterol, el yodo y el azúcar en la sangre en ayunas.

Aumentar de peso antes de perderlo

Los pacientes cuya condición general es baja debido a una dieta excesiva previa, deben comer hasta saciarse por completo durante una semana antes de comenzar el tratamiento, sin importar cuánto peso ganen en el proceso. No se puede mantener al paciente cómodamente en una dieta de 500 calorías a menos que sus reservas de grasa normal estén razonablemente bien abastecidas. También es por esta razón que en cada caso, incluso en aquellos en que realmente se está ganando peso, deban comer hasta saciarse por completo alimentos de alto contenido graso hasta que se les haya administrado la tercera inyección. Es un error fundamental poner a un paciente en una dieta de 500 calorías tan pronto como se inicien las inyecciones, ya que parece que son necesarias unas tres inyecciones antes de que la grasa anormalmente depositada comience a circular y, por tanto, esté disponible.

Distinguimos entre las primeras tres inyecciones, a las que llamamos "ineficaces" en lo que respecta a la pérdida de peso, y las siguientes inyecciones administradas mientras el paciente hace dieta, a las que llamamos "eficaces". El promedio de pérdida de peso se calcula sobre el número de inyecciones eficaces y del peso alcanzado en el día de la tercera inyección, el cual puede encontrarse bastante por encima de lo que estaba dos días antes cuando se administró la primera inyección.

La mayoría de los pacientes que han estado luchando con dietas durante años y que saben la rapidez con la que aumentan de peso si se dejan llevar, son bastante difíciles de convencer de la absoluta necesidad de atracarse de comida al menos durante dos días, y de que deban hacerlo categóricamente si quieren que el ciclo del tratamiento adicional funcione adecuadamente. Esos pacientes a los que se les debe poner a comer de manera forzosa durante al menos una semana antes de comenzar las inyecciones, por lo general aumentan de peso rápidamente, entre un kilo y medio y tres kilos en 24 horas no es inusual, pero después de un día o dos este aumento rápido generalmente se nivela. De cualquier forma, el aumento total se pierde generalmente en las primeras 48 horas de comenzar la dieta. Es necesario proceder de esta forma porque el aumento reabastece las reservas normales agotadas, mientras que la subsiguiente pérdida será únicamente de los depósitos anormales.

Los pacientes que tienen una condición satisfactoria en general y aquellos que no restringieron previamente su dieta, inician la alimentación forzada el día de su primera inyección. Algunos pacientes dicen que ya no pueden comer en exceso porque su estómago se ha encogido tras años de restricción. Aunque sabemos que el estómago no se encoje nunca, hacemos el compromiso de insistir que coman con frecuencia alimentos altamente concentrados como chocolate con leche, repostería con crema batida, azúcar, carnes fritas (en especial cerdo), huevos y tocino, mayonesa, pan con abundante mantequilla y mermelada, etc. El tiempo y el esfuerzo invertido en presionar a los pacientes incrédulos y reacios a este respecto, es siempre ampliamente recompensado posteriormente con la completa ausencia de esas dificultades que los pacientes que no siguieron estas instrucciones tienden a experimentar.

Durante los dos días de alimentación forzada, de la primera a la tercera inyección, muchos pacientes se sorprenden de que al contrario de sus experiencias anteriores, no suben de peso y algunos hasta bajan. La explicación es que en estos casos existe un flujo de orina compensatorio que drena el exceso de líquidos del cuerpo. En cierto modo esto parece ser una acción directa de la hCG, pero podría deberse también a una mayor ingesta de proteínas, ya que sabemos que una dieta deficiente en proteínas hace que el cuerpo retenga líquidos.

Inicio del tratamiento

En las mujeres que están menstruando, el mejor momento para comenzar el tratamiento es inmediatamente después del período. El tratamiento también puede iniciarse más tarde, pero es aconsejable dejar al menos diez días antes de que se inicie el siguiente período. De forma similar, la finalización de un ciclo de hCG nunca debería coincidir con la menstruación. Si llegara a ocurrir de esa forma, es mejor administrar la última inyección tres días antes de la fecha esperada de la menstruación para que una dieta normal pueda reanudarse de inmediato. Alternativamente, deberían administrarse al menos tres inyecciones después del período, seguido de los tres días de dieta acostumbrados. Esta regla no necesita seguirse para los pacientes que hayan alcanzado su peso normal antes de finalizar el tratamiento y que ya se encuentren en una dieta de más calorías.

Los pacientes que requieren más que el mínimo de 23 inyecciones y que por lo tanto van a omitir un día a la semana para posponer la inmunidad a la hCG, no pueden recibir su tercera inyección el día antes del intervalo. Así pues, si la decisión es de omitir los domingos, el tratamiento se puede iniciar en cualquier día de la semana excepto los jueves. Suponiendo que se comience un jueves, tendrían que recibir su tercera inyección el sábado, el cual es también el día en que inician su dieta de 500 calorías. Entonces no tendrían inyección en el segundo día de la dieta; esto les expone a molestias innecesarias ya que sin la inyección se sentirán muy hambrientos. Por supuesto, no habrá dificultad si se les inyecta en el primer domingo. Si este día cae entre la primera y la segunda inyección, o entre la segunda y la tercera, por lo general preferimos darle al paciente un día adicional de alimentación forzada, lo cual la mayoría disfruta sobremanera.

La dieta

La dieta de 500 calorías se explica el día de la segunda inyección a los pacientes que van a preparar su propia comida, y es de suma importancia que la persona que en realidad va a cocinar esté presente: la esposa, la madre o el cocinero, según sea el caso. Aquí en Italia, a los pacientes se les entrega la siguiente hoja para la dieta.

Desayuno: Té o café en cualquier cantidad, sin azúcar. Sólo se permite una cucharada de leche en 24 horas. Se puede usar sacarina u otros edulcorantes.

Almuerzo: 1. 100 gramos de ternera, carne de res, pechuga de pollo, pescado blanco fresco, langosta, cangrejo o camarones. Toda la grasa visible deberá ser cuidadosamente eliminada antes de cocinar y la carne deberá pesarse cruda. Debe cocerse o hacerse a la plancha sin grasa adicional. No se permite comer el salmón, la anguila, el atún, el arenque, o el pescado seco o en escabeche. La pechuga de pollo debe quitarse del ave crudo.

2. De las siguientes, sólo se puede elegir un tipo de verdura: espinaca, acelga, achicoria, hojas de remolachas, ensalada verde, to-

mates, apio, hinojo, cebollas, rábanos rojos, pepinos, espárragos, repollo.

3. Un palito de pan (grissino) o una tostada de Melba.

4. Una manzana, naranja, o un puñado de fresas o medio pomélo.

Cena :   Las mismas cuatro opciones que para el almuerzo (arriba).

El jugo de un limón diariamente está permitido para cualquier propósito. Sal, pimienta, vinagre, mostaza en polvo, ajo, albahaca, perejil, tomillo, mejorana, etc., se pueden usar para sazonar, pero no aceite, mantequilla ni aderezos.

Té, café, agua común o agua mineral son las únicas bebidas permitidas, y se pueden tomar en cualquier cantidad y a cualquier hora.

De hecho, el paciente deberá beber unos dos litros de estos líquidos al día. Muchos pacientes tienen miedo de beber demasiado porque temen que esto pueda hacerles retener más líquido. Esta es una idea equivocada ya que el cuerpo tiende más a almacenar agua cuando la ingesta es inferior a los requisitos normales.

La fruta o el palito de pan se pueden comer entre comidas, en lugar de con el almuerzo o la cena, pero no más de cuatro unidades de lo enumerado para el almuerzo y la cena pueden comerse en una comida.

No pueden utilizarse medicamentos o cosméticos que no sean lápiz labial, lápiz de cejas y polvos sin un permiso especial.

Cada elemento de la lista ha sido revisado cuidadosamente, enfatizando continuamente el punto de que no se puede introducir ninguna otra variación más que las ya enumeradas. Todo lo que no está enumerado está prohibido y el paciente puede estar seguro de que nada de lo permitido ha quedado fuera. Los 100 gramos de carne deben pesarse escrupulosamente cuando esté cruda, después de que toda la grasa visible se haya quitado. Para hacer esto con exactitud, el paciente debe tener una balanza para cartas ya que las de cocina no son lo suficientemente precisas y no se puede confiar en el carnicero. Esos pacientes no poco comunes que creen que incluso tan poca comida es demasiado para ellos, pueden omitir cualquier cosa que deseen.

No hay objeción en saltarse las dos comidas. Por ejemplo, comer un palito de pan y una manzana en el desayuno o una naranja antes de irse a la cama, siempre que se quiten de las comidas regulares. La ración diaria completa de dos palitos de pan o dos frutas puede no comerse al mismo tiempo, ni ninguno de los elementos guardarse del día anterior para agregarse al día siguiente. Al principio se aconseja a los pacientes que revisen cada comida con su hoja de dieta antes de comenzar a comer y que no confíen en su memoria. También vale la pena señalar que un esfuerzo por seguir esta dieta sin la hCG va a traerle problemas en dos o tres días. Hemos tenido casos en los que los pacientes han hecho alarde de su capacidad para hacer dieta frente a sus amigos, sin mencionar el hecho de que están recibiendo un tratamiento con hCG. Dejaron que sus amigos probaran la misma dieta y cuando comprobaron que era un fracaso, como necesariamente debe ser, el paciente comenzó a recolectar elogios sin mérito alguno por su capacidad sobrehumana.

Debe además mencionarse que dos manzanas pequeñas que pesen lo mismo que una grande, de todas maneras tienen un valor calórico más alto y por lo tanto no se permiten aunque no haya restricción en el tamaño de la manzana. Algunas personas no se dan cuenta de que una mandarina no es una naranja y de que una pechuga de pollo no significa una pechuga de cualquier otra ave, ni tampoco significa un ala o un muslo.

Los pacientes más tediosos son aquellos que comienzan a contar calorías y después vienen con todas las formas de variaciones ingeniosas que recopilan de sus pequeños libros. Cuando uno se ha pasado años de tediosas investigaciones tratando de hacer una dieta lo más atractiva posible sin poner en peligro la pérdida de peso, es difícil de aceptar que surjan genios culinarios para mejorar a su grupo de inconformes.

Compensar calorías

La dieta usada junto con la hCG no debe exceder las 500 calorías por día y la forma en que estas calorías se compensen es de suma importancia. Por ejemplo, si un paciente deja la manzana y se come un palito de pan en su lugar, no estará ingiriendo más calorías pero no perderá peso. Existen varios alimentos, en especial las frutas y las verduras, que tienen el mismo valor calórico o incluso menor que los enumerados como permitidos, pero creemos que interfieren con la pérdida de peso regular bajo el tratamiento con la hCG, presumiblemente por la naturaleza de su composición. Los chiles pimientos, el quingombó, las alcachofas y las peras son ejemplos de esto.

Aunque esta dieta funciona satisfactoriamente en Italia, se deben hacer ciertas modificaciones para otros países. Por ejemplo, la carne estadounidense tiene casi el doble del valor calórico que la del sur de Italia, la cual no está entreverada con grasa. Este entreverado es imposible de quitar. Por consiguiente, en los Estados Unidos debe usarse para una comida ternera de baja calidad y pescado (excluyendo todas las especies como el arenque, la macarela, el atún, el salmón, la anguila, etc., que tienen un alto contenido graso y cualquier pescado seco, ahumado o en escabeche), pechuga de pollo, langosta, cangrejo de río, langostinos, camarones, carne de cangrejo o riñones para la otra comida. En los lugares donde no haya palitos de pan italianos, los llamados grissini, se puede usar en su lugar una tostada Melba, aunque psicológicamente proporcionan menos satisfacción. Una tostada Melba pesa casi lo mismo que los bastante porosos grissini, pero estos últimos son muchos más para ver y para comer.

En muchos países, las comidas preparadas especialmente sin azúcar y las de bajas calorías se encuentran disponibles y algunas se pueden consumir cautelosamente. Cuando las condiciones locales o los hábitos alimenticios de la población hacen que los cambios sean necesarios, se debe tener en mente que el total diario de ingesta no debe exceder las 500 calorías si se desea obtener los mejores resultados, la ración diaria debe tener 200 gramos de proteínas libres de grasa y una pequeña cantidad de almidón.

Así como la dosis diaria de la hCG es la misma en todos los casos, la misma dieta ha demostrado ser satisfactoria tanto para una pequeña anciana que no trabaja, como para un gigante musculoso que trabaja muy duro. Bajo el efecto de la hCG, un cuerpo obeso siempre puede obtener todas las calorías que necesita de los depósitos anormales de grasa, sin importar si utiliza 1.500 o 4.000 al día. Se debe dejar claro al paciente que está viviendo en una proporción mucho mayor de la grasa que está perdiendo que de la comida que ingiere.

Muchos pacientes preguntan por qué no se permiten los huevos. El contenido de dos huevos de buen tamaño es, a grandes rasgos, equivalente a 100 gramos de carne pero desafortunadamente la yema contiene una gran cantidad de grasa, lo cual es indeseable. Muy ocasionalmente permitimos el huevo (duro, escalfado o crudo) a los pacientes que desarrollan una aversión a la carne, pero en este caso deben agregar la clara de tres huevos al que comerán entero. En los países donde se puede conseguir queso cottage hecho de leche descremada, ocasionalmente se pueden usar 100 gramos en lugar de la carne, pero no se permite otro tipo de queso.

Vegetarianos

Los vegetarianos estrictos como los hindúes ortodoxos, presentan un problema especial ya que la leche y la cuajada son la única proteína animal que comerán. Para proporcionarles las proteínas suficientes de origen animal, deben beber 500 cm3 de leche descremada al día, aunque parte de esta ración se puede tomar en las cuajadas. En lo que respecta a las frutas, las verduras y los almidones, su dieta es la misma que la de los no vegetarianos; a ellos no se les puede permitir su ingesta habitual de proteínas vegetales provenientes de plantas leguminosas como los frijoles, el trigo o los frutos secos, ni tampoco pueden comer su arroz habitual. A pesar de estas rigurosas restricciones, su promedio de pérdida es de aproximadamente la mitad que en los no vegetarianos, lo que probablemente se deba al contenido de azúcar en la leche.

Dieta defectuosa

Pocos pacientes creerán que la más ligera desviación de la dieta bajo la hCG puede ocasionar resultados desastrosos con respecto al peso. Esta sensibilidad extrema tiene la ventaja de que el más mínimo error es inmediatamente detectable al momento del pesaje diario, pero la mayoría de los pacientes tienen que experimentarlo antes de creerlo.

A las personas que ocupan puestos oficiales de alto nivel, como personal de embajadas, políticos, ejecutivos en altos cargos, etc., que se ven obligados a asistir a eventos sociales en los que no pueden llevar su escasa comida, se les debe advertir de antemano que una cena oficial les costará la pérdida de unos tres días de tratamiento, sin importar cuán cuidadosos sean ni qué tan amigable o colaborador sea el anfitrión. Generalmente les aconsejamos que eviten cualquier tipo de situación embarazosa, el casi inevitable giro de la conversación hacia su problema con el peso y la lluvia de consejos que vienen de sus compañeros de mesa al no dejar que sepan que se encuentran bajo tratamiento. Deberán tomar pequeñas porciones de todo, esconder lo que puedan debajo de la cubertería y registrar lo que pueden subir y que podría tomarles tres días en perder, debido a los sacrificios que su profesión conlleva. Al dejar tres días para su corrección, tales incidentes no ponen en peligro el tratamiento ya que no pasan tan frecuentemente como para que se deba posponer el tratamiento hasta que se encuentren en una temporada socialmente más tranquila.

Vitaminas y anemia

Tarde o temprano la mayoría de los pacientes expresan su miedo a quedarse sin vitaminas o a que una dieta restringida pueda volverles anémicos. En este sentido, el médico puede confiadamente aliviar su temor al explicar que cada vez que bajan un kilo de tejido adiposo, lo cual hacen casi a diario, solamente se está quemando la grasa real; todas las vitaminas, las proteínas, la sangre y los minerales que se encuentran en este tejido en abundancia, regresan al cuerpo. En realidad, un hemograma bajo que no se deba a ningún desorden grave de los tejidos hematopoyéticos mejora durante el tratamiento, y nunca hemos encontrado una deficiencia proteínica significativa ni signos de falta de vitaminas en pacientes que hacen dieta de forma regular.

Los primeros días de tratamiento

En el día de la tercera inyección, es casi una rutina escuchar dos comentarios. Uno es: "Sabe Doctor, estoy seguro de que sólo es psicológico, pero ya me siento bastante diferente". Es tan común este comentario, incluso viniendo de pacientes muy escépticos, que dudamos en aceptar la interpretación psicológica. El otro comentario típico es: "Ahora que se me permite comer cualquier cosa que quiera, no puedo hacerlo. Desde ayer me siento como un cerdo relleno. La comida no sólo ya no me parece interesante, sino que anhelo seguir con su dieta". Muchos pacientes notan que orinan más y que la hinchazón de sus tobillos es menor que cuando comenzaron la dieta.

En el día de la cuarta inyección, la mayoría de los pacientes indican que se sienten bien. Por lo general, han perdido un kilo o más, algunos dicen que se sienten un poco vacíos pero se apresuran a explicar que no es hambre. Algunos se quejan de un ligero dolor de cabeza del cual se les había advertido previamente, y para el que se les permite tomar aspirina.

Durante el segundo y tercer día de dieta, es decir, el quinto y el sexto día de inyección, estas quejas menores mejoran mientras que el peso sigue bajando al doble del promedio normal general de casi medio kilo diario, así que un caso moderadamente grave en el cuarto día de dieta, puede haber bajado entre tres y cinco kilos.

Por lo general es en este punto en el que se nota una diferencia entre aquellos pacientes que literalmente han comido hasta saciarse durante los primeros dos días de tratamiento y aquellos que no lo han hecho. Los primeros se sienten notablemente bien; no tienen hambre, no se sienten tentados cuando otros comen en la misma mesa. Se sienten más livianos, más lúcidos y sienten deseos de ponerse en movimiento, al contrario del letargo que previamente tenían. Aquellos que no han seguido el consejo de comer hasta saciarse siguen teniendo pequeñas molestias y no tienen la misma sensación eufórica de bienestar hasta una semana después. Parece que sus reservas de grasa normal necesitan este período más largo antes de que estén completamente abastecidas.

Fluctuaciones en la pérdida de peso

Después del cuarto o quinto día de dieta, la pérdida de peso comienza a disminuir a una libra o menos por día, y hay un volumen urinario menor. Los hombres a menudo siguen perdiendo peso a ese ritmo, pero las mujeres son más irregulares a pesar de seguir una dieta perfecta. Puede ser que no bajen nada durante dos o tres días y que haya una pérdida de peso repentina que restablezca el promedio normal. Estas fluctuaciones se deben por completo a las variaciones en la retención y la eliminación de líquidos, lo cual es más marcado en las mujeres que en los hombres.

El peso registrado en la balanza se determina mediante dos procesos que no necesariamente están sincronizados. Bajo la influencia de la hCG, la grasa comienza a ser extraída de las células, en donde se almacena en el tejido adiposo. Cuando estas células se vacían y por lo tanto no tienen otro fin, el cuerpo descompone la estructura celular y la absorbe, pero descomponer células inútiles, tejido conectivo, vasos sanguíneos, etc., puede quedarse atrás del proceso de extracción de grasa. Cuando esto sucede, el cuerpo parece reemplazar algo de la grasa extraída con líquido, el cual se retiene para este propósito. Como el agua pesa más que la grasa, la balanza puede no mostrar ninguna pérdida de peso aunque en realidad se haya consumido suficiente grasa para reemplazar el déficit en la dieta de 500 calorías. Cuando tales tejidos finalmente se descomponen, el líquido se libera y hay una repentina liberación de orina y una marcada pérdida de peso. Esta simple interpretación de lo que realmente es un mecanismo extremadamente complejo, es la que le damos a esos pacientes que quieren saber a qué se debe que en ciertos días no pierdan peso aunque no hayan cometido ningún error en la dieta.

Los pacientes que previamente usaron diuréticos con regularidad como método de reducción, pierden grasa durante las primeras dos o tres semanas de tratamiento, lo cual se muestra en sus medidas, pero la balanza puede mostrar muy poco o nada de pérdida porque reponen el contenido normal de líquido de sus cuerpos, que se ha deshidratado. Los diuréticos nunca deben utilizarse para bajar de peso.

Interrupciones en la pérdida de peso

Distinguimos cuatro tipos de interrupciones en la pérdida diaria normal. La primera es la que ya se ha mencionado, en la que el peso se mantiene fijo por un día o dos, y esto ocurre en casi todos los casos, especialmente al final de un ciclo de tratamiento.

El período de estancamiento

La segunda interrupción es lo que llamamos "período de estancamiento". Puede durar de 4 a 6 días y con frecuencia ocurre durante la segunda mitad de un ciclo completo, en especial en pacientes que han estado bien y cuyo promedio general de casi medio kilo por inyección eficaz se ha mantenido. Los que pierden más del promedio, antes o después llegan al estancamiento. Un estancamiento siempre se corrige por sí solo, pero muchos pacientes que se han acostumbrado a una pérdida diaria regular, se preocupan de manera innecesaria y comienzan a inquietarse. Ninguna explicación los puede convencer de que un estancamiento no significa que ya no estén respondiendo normalmente al tratamiento.

En tales casos consideramos que es aceptable, por razones puramente psicológicas, interrumpir el estancamiento. Esto se puede hacer de dos formas. Una se conoce como "día de la manzana". Un día de la manzana comienza en el almuerzo y sigue hasta antes del almuerzo del día siguiente. A los pacientes se les dan seis manzanas grandes y se les dice que coman una cuando sientan ganas, aunque seis manzanas es el máximo permitido. Durante un día de la manzana ningún otro alimento ni líquido, excepto el agua común, están permitidos; y el agua que se les permite beber es la suficiente para calmar la incómoda sed, si comer una manzana los deja sedientos. La mayoría de los pacientes no sienten la necesidad de agua y están bastante contentos con sus seis manzanas. No hace falta decir, que un día de la manzana nunca se puede ocurrir en el día en que no hay inyección. El día de la manzana produce una pérdida gratificante de peso al siguiente día, principalmente debido a la eliminación de líquido. Esta agua no se recupera cuando los pacientes regresan a su dieta normal de 500 calorías en el almuerzo, ni en los siguientes días en los que continúen perdiendo peso satisfactoriamente.

La otra forma de interrumpir un estancamiento es dando un diurético no mercurial* por un día. Esto es más fácil para el paciente pero preferimos el día de la manzana ya que algunas veces comprobamos que aunque es muy eficaz al día siguiente, pueden pasar dos o tres días antes de que siga la reducción normal diaria, dejando al paciente en un nuevo ataque de desesperación. Es inútil darle un día de la manzana o un diurético a menos que el peso se haya estancado durante al menos cuatro días, sin que se haya cometido ningún error en la dieta.

Alcanzar un nivel anterior

El tercer tipo de interrupción en la pérdida regular de peso puede durar mucho más tiempo: diez días para dos semanas. Afortunadamente, es poco frecuente y sólo ocurre en casos muy avanzados y después casi nunca durante el primer ciclo del tratamiento. Solamente se ve en esos pacientes que durante algún período de sus vidas mantuvieron un cierto grado fijo de obesidad durante diez años o más, y que después tuvieron algún

---

* Nosotros usamos 1 tableta de hygroton.

aumento rápido más allá de ese peso. Cuando en el ciclo del tratamiento el nivel anterior se alcanza, puede tomar dos semanas de no pérdida, a pesar de la hCG y la dieta, antes de que la reducción se reanude normalmente.

Interrupción por menstruación

El cuarto tipo de interrupción es el que sucede a menudo unos días antes y durante el período menstrual, y en algunas mujeres durante la ovulación. Debe también mencionarse que cuando una mujer queda embarazada durante el tratamiento, lo cual no es para nada inusual, deja de inmediato de perder peso. En varias ocasiones, una detención inexplicable de la reducción ha generado nuestra sospecha antes de la mujer se diera cuenta que su período normal no se producía. Si en tal caso la menstruación se retrasa, dejamos de inyectar y realizamos una prueba de la precipitación a los cinco días. No se debe realizar ninguna prueba de embarazo antes de los cinco días después de la última inyección, ya que de otra forma, la hCG puede dar un resultado positivo falso.

Los anticonceptivos orales se pueden usar durante el tratamiento.

Errores en la dieta

Cualquier interrupción de la pérdida de peso normal que no corresponda con ninguna de esas categorías, siempre se deberá a un error en la dieta, quizás un error muy menor. De forma similar, cualquier aumento de más de 100 gramos es siempre el resultado de alguna transgresión o error, a menos que suceda cerca o en el día de la ovulación o durante los tres días que preceden al inicio de la menstruación, en cuyo caso se ignora. En todos los demás casos, la razón de la subida de peso debe establecerse de inmediato.

El paciente que admite sinceramente que no cumplió con su régimen cuando se le dice que hay algo que anda mal, no es ningún problema. Siempre se sorprende al ser descubierto, pero a menos que haya visto esto no creerá que una almendra salada, un par de papas fritas, un vaso de jugo de tomate o una naranja adicional le puedan llevar a un aumento definitivo de su peso al día siguiente.

En muchas ocasiones quiere saber por qué la comida adicional que pesa unos 28 gramos aumenta su peso en 170 gramos. Esto lo explicamos de la siguiente forma: Bajo la influencia de la hCG la sangre está saturada de alimento y el volumen de sangre se adapta para que solamente se puedan acomodar 500 calorías, que vienen del tracto intestinal a lo largo del día. Cualquier ingreso adicional, por pequeño que sea, no puede ser acomodado y la sangre entonces se ve forzada a aumentar su volumen lo suficiente como para mantener a esa comida adicional, lo cual sólo puede hacerlo de una forma muy diluida. Por tanto, no es el peso de lo que se come el que desempeña un papel determinante sino la cantidad de líquido que el cuerpo deberá retener para acomodar esta comida.

Esto se puede ilustrar al mencionar el caso de la sal. Para poder retener una cucharadita de sal, el cuerpo necesita un litro de agua ya que no puede acomodar sal en una concentración más alta. Por tanto, si una persona come una cucharadita de sal, su peso subirá por más de un kilo, tan pronto como esta sal se absorba en su intestino.

A esta explicación muchos de los pacientes responden: Bueno, si subo tanto cada vez que como algo adicional tan pequeño, ¿cómo voy a poder mantener mi peso después del tratamiento? Debe por lo tanto aclararse que esto solamente sucede cuando se encuentran bajo la hCG. Cuando el tratamiento termina, la sangre ya no está saturada y puede acomodar fácilmente la comida adicional sin tener que aumentar su volumen. El lector profesional se dará cuenta aquí que esta interpretación es una simplificación de un proceso fisiológico extremadamente complejo, el cual en realidad es el que justifica tal fenómeno.

La sal y la reducción

Ya que estamos hablando de la sal, aprovecho esta oportunidad para explicar que no hacemos ninguna restricción en el uso de la sal e insisto en que los pacientes beban grandes cantidades de agua a lo largo del tratamiento. Queremos reducir la grasa anormal y no nos interesa en lo más mínimo las reducciones de peso ilusorias, ya que pueden terminar privando al cuerpo de sal y deshidratarlo. A pesar de que permitimos el uso libre de la sal, la cantidad diaria que se ingiere deberá ser más o menos la misma, ya que un aumento repentino podría tener como consecuencia el correspondiente aumento en el peso, como se muestra en la pesa. Un aumento en la ingesta de sal es uno de los casos más comunes para un aumento en el peso de un día para el otro. Tal aumento se puede ignorar, ya que se puede justificar. No influencia de ninguna manera en la pérdida regular de peso.

Agua

Por lo general, es difícil convencer a los pacientes de que la cantidad de agua que beban no tiene nada que ver con la cantidad de líquido que retengan. Cuando el cuerpo se ve forzado a retener líquido, lo hará a toda costa. Si la ingesta de líquido no es suficiente para proporcionar toda el agua requerida, el cuerpo retiene agua de los riñones y la orina se hace escasa y altamente concentrada, causando cierto esfuerzo en los riñones. Si eso no es suficiente, el exceso de agua se tomará del tracto intestinal, ocasionando que las heces sean duras y secas. Por otra parte, si un paciente bebe más de lo que su cuerpo necesita, el excedente se elimina de manera fácil y oportuna. Tratar de evitar que el cuerpo retenga líquidos bebiendo menos, no sólo es inútil sino perjudicial.

Estreñimiento

Un exceso de líquidos mantiene las heces suaves y eso es muy importante para el obeso, que por lo general sufre de estreñimiento y de colon espástico. Cuando un paciente se encuentra bajo el tratamiento nunca permitimos el uso de ningún tipo de laxante oral. Explicamos que debido a la dieta restrictiva es perfectamente satisfactorio y normal tener una evacuación una vez cada tres a cuatro días y, que al tomar mucha cantidad de líquido, esto nunca causará ninguna molestia. Solamente a aquellos pacientes que comienzan a angustiarse después de cuatro días, les permitimos el uso de un supositorio. Los pacientes que siguen esta norma, notan que después del tratamiento tienen un movimiento de evacuación perfectamente normal y esto complace a muchos de ellos casi tanto como su pérdida de peso.

Investigación de los errores en la dieta

Cuando la razón de una ligera subida en el peso no resulta evidente de inmediato, es necesario investigar un poco más. Un paciente que no sabe que ha cometido un error o que no acepte haberlo cometido protesta indignado cuando se le dice que ha hecho algo que no debería. En ese entorno, no puede llevarse a cabo ninguna investigación fructífera; por lo que de manera calmada explicamos que no le acusamos de nada, pero que sabemos con seguridad a raíz de nuestra no despreciable experiencia, que algo anda mal y que debemos sentarnos juntos y tratar calmadamente de averiguar lo que fue. Una vez que el paciente se da cuenta que es en su propio interés desempeñar un papel activo y no sólo un papel pasivo en esta búsqueda, la razón de la derrota casi siempre se descubre. Habiendo tenido cientos de sesiones de este tipo, somos casi siempre capaces de distinguir al mentiroso deliberado del paciente que nada más se está engañando o del que realmente desconoce haber cometido un error.

Mentirosos y tontos

Para poder acelerar el manejo de rutina, generalmente somos dos cuando vemos pacientes obesos. De esa forma, cuando tenemos que investigar una elevación en el peso, una mirada es suficiente para asegurarnos de que estamos de acuerdo o en desacuerdo. Si después de algunas preguntas, ambos nos sentimos razonablemente seguros de que el paciente está mintiendo deliberadamente, le decimos que esa es nuestra opinión y le advertimos que a menos que se sincere nos negamos a continuar con el tratamiento. La forma en que reaccionan ante esto nos da una prueba adicional de si vamos por el camino correcto o no: rara vez cometemos un error.

Si el paciente se da por vencido y confiesa, nos conmovemos y lo perdonamos, y proseguimos con el tratamiento. Sin embargo, si tenemos que repetir tales actuaciones más de dos o tres veces, nos negamos a seguir con el tratamiento. Esto ocurre en menos del 1% de los casos. Si el paciente es testarudo y no admite lo que ha estado haciendo, por lo general le damos una oportunidad más y continúa el tratamiento aunque no hayamos podido encontrar la razón para su ascenso de peso. En muchos de esos casos no hay repetición, y con frecuencia el paciente confiesa unos días más tarde después de reconsiderar las cosas.

El paciente que se engaña a sí mismo es el que ha cometido alguna ofensa trivial contra las normas pero, que se ha convencido a sí mismo de que no tiene importancia y no puede explicar de ninguna forma el peso adquirido. Las mujeres parecen especialmente propensas a enredarse en estos engaños. Por otra parte, con frecuencia ocurre que un paciente, en medio de una conversación, pincha una aceituna sin darse cuenta o se olvida de que ya ha comido su palito de pan.

Una madre que prepara la comida para la familia puede olvidar, por pura costumbre, que no debe probar la salsa para ver si necesita más sal. A veces no se puede ofender a una adinerada tía soltera por no aceptarle una taza de té en la que ha puesto dos cucharaditas de azúcar, amablemente recordando de ocasiones anteriores el gusto del paciente. Tales incidentes son innumerables y suelen confesarse sin vacilación, pero algunos pacientes parecen poder olvidar verdaderamente esos lapsus y recordarlos con un sobresalto visible sólo después de un interrogatorio insistente.

En estos casos repasamos el día con detalle. Algunas veces el paciente ha sido invitado a una comida o ha ido a un restaurante, creyendo con ingenuidad que la comida realmente ha sido preparada exactamente según las indicaciones. Dirán: "Sí, ahora que lo pienso, el filete parecía un poco más grande del que tengo en casa, y tenía mejor sabor: tal vez tenía un poco de grasa, aunque les pedí específicamente que se la quitaran toda". A veces los palitos de pan están rotos y se comen algunos trozos y: "Tal vez fueron más de uno". No es infrecuente que los pacientes confíen demasiado en su memoria con respecto a la hoja de dieta y comiencen a comer zanahorias, frijoles o guisantes y luego parezcan verdaderamente sorprendidos cuando se les llama la atención sobre el hecho de que están prohibidos, ya que no están en la lista.

Cosmética

Cuando no se obtiene un error dietario, ponemos la vista en la cosmética. La mayoría de las mujeres encuentran difícil de creer que las grasas, aceites, cremas y ungüentos que se aplican sobre la piel se absorban e interfieran en su reducción de peso por hCG exactamente igual que si las hubieran ingerido. Esta sensibilidad casi increíble a incluso esos aumentos muy pequeños en el consumo nutricional es una característica peculiar del método con hCG. Por ejemplo, descubrimos que las personas que habitualmente manipulan grasas orgánicas, como quienes trabajan en salones de belleza, masajistas, carniceros, etc., nunca presentan lo que consideramos una pérdida de peso satisfactoria a menos que puedan evitar que la grasa entre en contacto con su piel.

Este punto es tan importante que lo ilustraré con dos casos. Una señora que estaba cooperando perfectamente, de repente aumentó un cuarto de kilo. Las preguntas exhaustivas no sacaron nada a la luz. Ciertamente ella no había cometido ningún error dietario ni había usado ningún tipo de crema facial, y ya estaba atravesando la menopausia. Como creíamos que podíamos confiar en ella de manera implícita, dejamos la pregunta en el aire. Y entonces, justo cuando estaba por salir del consultorio se detuvo, giró y chasqueó los dedos. "Ya lo sé", dijo. Esto es lo que había ocurrido: había comprado un nuevo conjunto de potes de maquillaje y, con los dedos, había transferido su gran surtido de cosméticos a los nuevos recipientes, anticipándose al día en que podría usarlos nuevamente después del tratamiento.

El otro caso es de un hombre que nos daba la impresión de ser muy concienzudo. Tenía unos 9 kilos de sobrepeso pero no perdía peso satisfactoriamente desde el comienzo del tratamiento. Una y otra vez tratamos de hallar la razón, sin éxito, hasta que un día dijo: "Nunca les conté esto, pero tengo un ojo de vidrio. De hecho, tengo un equipo completo de ellos. Los cambio con frecuencia, y cada vez que lo hago me pongo un ungüento especial en la órbita del ojo. ¿Cree que eso podría tener algo que ver?". Como creíamos precisamente eso, le pedimos que dejara de usar el ungüento, y a partir de ese día su descenso de peso fue sistemático.

Nos oponemos en particular a esos cosméticos modernos que contienen hormonas, ya que cualquier interferencia con las regulaciones endocrinas deben evitarse por completo durante el tratamiento. Muchas mujeres cuya piel se ha adaptado con el transcurso de los años al uso de cosméticos que contienen grasa descubren que su piel se seca tan pronto como dejan de usarlos. En esos casos les permitimos el uso de aceite mineral común, que no tiene valor nutricional. Por otra parte, el aceite mineral no debería usarse para preparar los alimentos, en primer lugar por su cualidad laxante no deseada, y en segundo lugar porque absorbe algunas vitaminas solubles en grasa, que luego se pierden en las deposiciones. Permitimos el uso de lápiz labial, polvo facial y las lociones que no contengan ninguna sustancia grasa. También permitimos el uso de brillantina en el cabello, pero no debe frotársela en el cuero cabelludo. Es obvio que está prohibido el aceite bronceador.

Muchas mujeres se horrorizan cuando se les dice que por el tiempo que dure el tratamiento no podrán usar cremas faciales ni hacerse masajes en el rostro.

Temen que esto y la pérdida de peso estropeen su cutis. Pueden quedarse completamente tranquilas. Con el tratamiento, la grasa normal se restablece a la piel, que rápidamente se vuelve fresca y turgente, rejuveneciendo la expresión en gran medida. Esta es una característica del método con hCG que es una fuente constante de asombro para los pacientes que han experimentado o visto en otros los estragos faciales producidos por los métodos reductores habituales. Una mujer obesa de 70 años no puede esperar obviamente que su cara surcada de líneas se vuelva normal sin una arruga, pero es notable lo juvenil que queda su rostro a pesar de su edad.

La voz

Además, otra característica interesante del método con hCG es que no arruina una voz de cantante. La típicamente obesa prima donna suele encontrarse con que, al tratar de bajar de peso, el timbre de su voz es propenso a cambiar, y es entendible que esto la aterrorice. Con la hCG no ocurre esto: de hecho, la voz mejora en muchos casos y la respiración verdaderamente lo hace. Hemos tenido muchos casos de cantantes profesionales que se han controlado con mucha atención por profesores de canto expertos, y han quedado tan entusiasmados que ahora con frecuencia nos envían pacientes.

Otras razones para ganar peso

Además de la dieta y los cosméticos, puede haber otras razones para un pequeño aumento de peso. Algunos pacientes inadvertidamente mascan goma, toman pastillas para la garganta, píldoras vitamínicas, jarabes para la tos, etc., sin darse cuenta de que el azúcar o las grasas que contienen pueden interferir en una pérdida regular de peso. Deben evitarse las hormonas sexuales o la cortisona en sus varias formas modernas, aunque están permitidos los anticonceptivos orales. De hecho, la única automedicación que permitimos es la aspirina para el dolor de cabeza, aunque éstos desaparecen casi invariablemente después de una semana de tratamiento, especialmente si son migrañas.

En ocasiones permitimos una píldora para dormir o un tranquilizante, pero debería decirse a los pacientes que mientras estén en tratamiento, necesitarán dormir menos y probablemente dormirán menos. Por ejemplo, aquí en Italia, donde es costumbre dormir la siesta, que puede durar de una a cuatro de la tarde, a la mayoría de los pacientes les sucede que aunque se acuestan no pueden dormir.

Los animamos a nadar y tomar el sol durante el tratamiento, pero se les debe recordar que una quemadura de sol grave siempre produce un aumento temporal de peso, evidentemente por la retención de líquido. Lo mismo puede observarse cuando un paciente tiene un resfrío común durante el tratamiento. Por último, el peso puede incrementarse de forma temporal, aunque pueda sonar paradójico, después de un esfuerzo físico excepcional de larga duración que conduzca a una sensación de agotamiento. Un juego de tenis, nadar enérgicamente, una carrera, montar a caballo o un juego de golf no tienen este efecto: pero una larga caminata, un día de esquí, remo o bicicleta o bailar hasta altas horas de la madrugada suele dar como resultado un aumento de peso al día siguiente, a menos que el paciente tenga un perfecto entrenamiento. En pacientes provenientes del extranjero, donde siempre usan sus automóviles, vemos con frecuencia este efecto después de un agotador día de hacer compras a pie, hacer turismo y visitar galerías y museos. Aunque el esfuerzo muscular extra involucrado realmente consume algunas calorías adicionales, parece compensarse por la retención de agua que la circulación cansada no puede eliminar de inmediato.

Medicamentos para reducir el apetito

Rara vez usamos anfetaminas, los fármacos reductores del apetito como dexedrina, dexamil, Preludin, etc., ya que parece no haber necesidad de ello durante el tratamiento con hCG. La única vez en la que resultan útiles es cuando un paciente, por razones forzosas e imprevistas, está obligado a renunciar a las inyecciones durante tres o cuatro días y aún así desea continuar la dieta de manera que no tenga que interrumpir el tratamiento.

Interrupciones imprevistas del tratamiento

Si es necesaria una interrupción del tratamiento que dure más de cuatro días, el paciente debe aumentar su dieta a 800 calorías por lo menos agregando carne, huevos, queso y leche a su dieta después del tercer día, ya que de otra forma estará tan hambriento y débil que no podrá seguir con sus ocupaciones habituales. Si el intervalo dura menos de dos semanas, el paciente puede retomar directamente las inyecciones y la dieta de 500 calorías, pero si la interrupción dura más, debe comer de nuevo normalmente hasta que haya recibido su tercera inyección.

Cuando un paciente sabe de antemano que tendrá que viajar y ausentarse durante más de cuatro días, siempre es mejor detener las inyecciones tres días antes de su fecha prevista de partida para que tenga en su casa los tres días de dieta estricta que son necesarios después de la última inyección. Esto le ahorra la imposible tarea de tener que arreglar una dieta de 500 calorías mientras está de viaje, y de esa forma puede disfrutar de una libertad dietaria mucho mayor desde el día de su partida. Las menos deseables son las interrupciones que se producen antes de que se hayan aplicado 20 inyecciones eficaces, porque con menos de esa cantidad de inyecciones es probable que se recupere algo de peso. Después de la inyección número veinte, una interrupción inevitable es solamente una pérdida de tiempo.

Fatiga muscular

Hacia el final de un ciclo completo, cuando gran parte de la grasa se ha perdido con rapidez, algunos pacientes se quejan de que ahora necesitan realizar un mayor esfuerzo muscular para levantar algo pesado o subir escaleras. No sienten agotamiento ni que les falta el aliento, sino simplemente que sus músculos tienen que trabajar más. Este fenómeno, que desaparece tan pronto terminan el tratamiento, se produce por la eliminación de la grasa anormal depositada entre los músculos, dentro de ellos y a su alrededor. La eliminación de esta grasa hace demasiados largos los músculos y entonces, para poder lograr un determinado movimiento esquelético (como por ejemplo flexionar un brazo), los músculos deben realizar una contracción mayor que de la que hacían previamente. En poco tiempo el músculo se ajusta perfectamente por sí mismo a la nueva situación pero, con hCG, la pérdida de grasa es tan rápida que este ajuste no puede mantenerle el ritmo. Con frecuencia, los pacientes necesitan que se los tranquilice diciéndoles que esto no significa que se estén "debilitando". Este fenómeno no se produce en pacientes que con regularidad realizan ejercicio enérgicamente y continúan haciéndolo durante el tratamiento.

Masajes

Nunca permito ningún tipo de masaje durante el tratamiento. Es completamente innecesario y sólo perturba un proceso muy delicado que está ocurriendo en los tejidos. Hay realmente pocos masajistas que puedan resistir la tentación de amasar y golpear los depósitos de grasa anormal. En el transcurso de la reducción rápida a veces es posible tomar un pliegue de piel que aún no ha tenido tiempo de ajustarse a la figura que ha cambiado, como lo hace siempre con hCG. Este pliegue contiene su grasa subcutánea normal y puede tener casi tres centímetros de espesor. Mantener esa grasa ahí es uno de los principales objetivos del tratamiento con hCG. Los pacientes y sus masajistas no siempre entienden esto y le dan una paliza a esta grasa. He visto a dichos pacientes, tan amoratados como si hubieran recibido una contundente paliza.

En mi opinión, el masaje, los golpecitos con las manos, hacer rodar, amasar y las sacudidas que se realizan con el propósito de reducir la grasa anormal no hacen más que daño. Una vez tuvimos el honor de tratar a la propietaria de una institución de clase alta que se especializaba en tales payasadas. Tuvo la audacia de confesar que estaba haciendo nuestro tratamiento para convencer a sus clientes de la eficacia de sus métodos, que habían resultado inútiles en su propio caso.

Sobrepasa mi comprensión cómo alguien en su sano juicio es capaz de creer que el tejido graso puede trasladarse mecánicamente o se puede hacer desaparecer con apretarlo. El único efecto que se obtiene son moretones graves. El tejido desgarrado forma cicatrices, que lentamente se contraen y hacen al tejido graso más rígido e inflexible aún.

Una señora una vez nos consultó sobre sus muy desgarbadas piernas. Grandes masas de grasa sobresalían de los tobillos por encima de sus diminutos pies, y había unos 18 kilos de más en sus caderas y muslos. Le aseguramos que podía perder este sobrepeso y que sus tobillos mejorarían notablemente en el proceso. Su tratamiento avanzaba muy satisfactoriamente pero, para nuestra sorpresa, no había mejoras en sus tobillos. Entonces descubrimos que durante años ella había estado haciendo toda clase de tratamientos para sus piernas: mecánicos, eléctricos y de calor, y que había decidido recurrir a la cirugía plástica si nosotros fracasábamos.

Al volver a examinar la grasa por encima de sus tobillos, descubrimos que era excepcionalmente rígida. Atribuimos esto a las innumerables lesiones menores ocasionadas por los masajes. Las lesiones habían sanado pero habían dejado una resistente red de tejido cicatricial conectivo dentro de la cual estaba aprisionada la grasa. Como ella estaba preparada para intentarlo todo, la hicimos permanecer en cama durante las tres semanas restantes del primer ciclo de tratamiento, con la parte inferior de sus piernas sujetadas apretadamente con vendajes rígidos. Todos los días se aumentaba la presión. La combinación de hCG, dieta y la sujeción provocó una mejoría notable en la forma de sus tobillos. Al final de su primer ciclo de tratamiento regresó a su casa en el extranjero. Tres meses más tarde volvió para su segundo ciclo.

Se había mantenido tanto su peso como la mejoría en sus tobillos. Se repitió el mismo procedimiento y, después de cinco semanas, dejó el hospital con un peso normal y piernas que, si bien no eran exactamente torneadas, al menos no eran prominentes. Estas drásticas medidas nunca son necesarias si no se han causado semejantes lesiones a los tejidos con métodos de tratamiento inapropiados.

Azúcar en la sangre

Hacia el final de un ciclo de tratamiento o cuando un paciente casi ha alcanzado su peso normal, puede ocurrir en forma ocasional que baje el azúcar en la sangre por debajo de los valores normales, y hemos visto esto en pacientes con azúcar anormalmente elevada antes del tratamiento. Un ataque semejante de hipoglucemia es casi idéntico al que se observa en diabéticos que han tomado demasiada insulina. El ataque sobreviene de repente: se produce la misma sensación de mareo, debilidad en las rodillas, temblores y sudoración sin motivo, pero con hCG, la hipoglucemia no causa sensación de hambre. Todos estos síntomas se alivian en forma casi instantánea tomando dos cucharaditas colmadas de azúcar.

En el ciclo de tratamiento, se explica la posibilidad de un ataque así a los pacientes que están en una fase en la que pueden tener un descenso de azúcar en la sangre. Se les indica que tengan azúcar o dulces con glucosa a mano, especialmente si van conduciendo. También se les indica observar con mucha atención el efecto que les causa tomar azúcar e informar de ello al día siguiente. Esto es importante porque los pacientes inquietos a quienes se les ha explicado la posibilidad de un ataque tienen tendencia a tomar azúcar innecesariamente, en cuyo caso se produce de manera inevitable un aumento de peso y no se alivian de forma drástica los síntomas para los que se la tomó, lo que demuestra que no se trataba de hipoglucemia. Algunos pacientes confunden los efectos de estrés emocional con hipoglucemia. Cuando los síntomas se alivian con rapidez por el azúcar, esto es prueba de que se debían realmente a un descenso anormal del azúcar en la sangre, y en ese caso no hay aumento en el peso al día siguiente. También sugerimos que, si el paciente tiene dudas, tome azúcar.

Una vez que se ha aliviado el ataque con azúcar, nunca lo vemos recurrir en los días inmediatamente subsiguientes y, sólo en muy raras ocasiones, un paciente tiene dos ataques de este tipo con diferencia de varios días en un ciclo de tratamiento. A los pacientes que no han comido lo suficiente durante los dos primeros días de tratamiento, a veces les damos azúcar cuando los síntomas menores que suelen sentirse durante los primeros tres días de tratamiento continúan pasado ese tiempo, y en algunos casos esto parece haber acelerado la euforia que es común que se asocie con el método con hCG.

Proporción de kilos a centímetros

Una característica interesante del método de hCG es que, independientemente de lo gordo que sea un paciente, su mayor circunferencia, ya sea en el abdomen o las caderas, se reduce a un ritmo constante que es extraordinariamente cercano a 1 cm por kilogramo de peso perdido. Al comienzo del tratamiento, el cambio en las medidas es algo mayor que eso, pero al final de un ciclo ocurre, casi siempre, que el contorno es muchos centímetros menor que la cantidad de kilogramos que se han bajado de peso. Nunca he visto esta clarísima relación en pacientes que intentan bajar de peso sólo con dieta.

Preparar la solución

La gonadotrofina coriónica humana se encuentra en el mercado como un polvo altamente soluble que es la sustancia pura extraída de la orina de mujeres embarazadas. Tales preparaciones se estandarizan cuidadosamente, y cualquier marca comercial de una empresa farmacéutica confiable es probablemente tan buena como cualquier otra. La sustancia debería extraerse de la orina y no de la placenta, y por supuesto debe ser de origen humano y no animal. El polvo se sella en ampollas o frascos con tapa de caucho en cantidades variables que se establecen en unidades internacionales. En esta forma, la hCG es estable. Sin embargo, sólo deberían usarse preparaciones que tengan las fechas de fabricación y de vencimiento claramente establecidas en la etiqueta o el envase. Siempre se proporciona un solvente apropiado en una ampolla aparte en el mismo paquete.

Una vez que se ha formado una solución con ella, la hCG es mucho menos estable. Puede guardarse la solución a temperatura ambiente durante dos o tres días, pero si es necesario almacenarla durante más tiempo, debería refrigerarse. Cuando se tratan sólo uno o dos casos a la vez, deberían usarse viales que contengan pequeñas cantidades de unidades, como 1000 UI. Los 10 cm3 de solvente que suministra el fabricante se inyectan en el frasco con tapa de caucho que contiene la hCG, y el polvo debe disolverse instantáneamente. Para cada inyección se extraen 1,25 cm3 de esta solución. Por lo tanto, un frasco de 1000 UI proporciona 8 inyecciones. Cuando se trata a más de un paciente, no debería tener cada uno su propio frasco, sino que deben administrarse las inyecciones a todos con la misma ampolla y cuando ésta se acabe, preparar una nueva solución.

Como por lo general tratamos a una cantidad considerable de pacientes al mismo tiempo, preferimos usar viales de 5000 unidades. Con éstos, los fabricantes suministran también 10 cm3 de solvente. De una solución tal, 0,25 cm3 contienen 125 UI, que es la dosis estándar para todos los casos y que no debería nunca excederse. Es incómodo manejar de forma precisa esta pequeña cantidad (se requiere una jeringa de insulina), y es antieconómico, porque hay pérdida de la solución en la boquilla de la jeringa y en la aguja. Por ello, preferimos una dilución mayor, que preparamos de la siguiente forma: se inyecta el solvente proporcionado en el frasco con tapa de caucho que contiene las 5000 UI. Como estos frascos son demasiado pequeños para contener más solvente, extraemos 5 cm3, los inyectamos en un frasfrasco con tapa de caucho vacío, y agregamos 5 cm3 de solución salina normal a cada frasco. Esto nos da 10 cm3 de solución en cada botella, y 0,5 cm3 de esta solución contienen 125 UI. Esta cantidad es conveniente para inyectarla con una jeringa común.

Inyección

La hCG produce poca o ninguna reacción tisular, es completamente indolora y en los muchos miles de inyecciones que hemos aplicado, nunca hemos visto una reacción inflamatoria o supurativa en el sitio de aplicación. Debe evitarse dejar un vacío en el frasco después de preparar la solución o de extraer la cantidad requerida para las inyecciones, ya que de otra manera, se podría meter en la solución el alcohol utilizado para esterilizar una tapa de caucho que se perfora con frecuencia. Cuando se usan agujas punzantes, a veces ocurre que se punza un poco de caucho de la tapa y se puede ver como una pequeña mota negra flotando en la solución. Puesto que estos trocitos de caucho son más pesados que la solución, se sedimentan rápidamente y de esa manera es más fácil evitar retirarlos con la jeringa.

Usamos agujas muy finas de cinco centímetros de largo y aplicamos una inyección intraglútea profunda en el cuadrante superior externo de la nalga. La inyección en lo posible no debería aplicarse en las capas de grasa superficiales, que en pacientes muy obesos deben comprimirse para permitir que la aguja llegue al músculo. Obviamente las agujas y las jeringas deben lavarse exhaustivamente, esterilizarse y manipularse de manera aséptica. También es importante que la inyección diaria se aplique a intervalos lo más cercanos posibles a las 24 horas. Cualquier intento de economizar en tiempo administrando dosis más grandes a mayores intervalos está condenado a producir resultados menos satisfactorios.

Prácticamente no hay contraindicaciones para el método con hCG. El tratamiento puede continuarse en presencia de abscesos, supuración, grandes heridas infectadas y fracturas importantes. Una cirugía y la anestesia general no son razones para detenerlo, y hemos brindado tratamiento durante un ataque grave de malaria. El acné o los forúnculos no son contraindicaciones: el primero suele curarse y la furunculosis se termina. La tromboflebitis tampoco es una contraindicación: hemos tratado varios pacientes obesos con hCG y la dieta de 500 calorías mientras sufrían esta condición. Nuestra impresión ha sido que en los pacientes obesos, la flebitis mejora y ciertamente no empeora más que con el tratamiento común solo. Lo mismo se aplica a pacientes que sufren úlceras varicosas que tienden a sanar con rapidez.

Fibroides

Si bien la hCG parece no afectar en forma alguna a los fibroides uterinos en las dosis que usamos, hemos descubierto que algunos miomas uterinos muy grandes y externamente palpables tienen tendencia a dar problemas. Estamos convencidos de que esto se debe por completo a la desaparición bastante repentina de grasa del lecho pélvico sobre el que están apoyado y que es el peso del tumor que presiona sobre los tejidos subyacentes lo que explica el malestar o el dolor que pueden surgir durante el tratamiento. Si bien ignoramos miomas incluso de tamaño promedio o múltiples, insistimos en que los que sean muy grandes se operen antes del tratamiento. Hemos tenido pacientes que se presentaron por sí solos para una reducción de grasa abdominal que no presentaban señales de obesidad sino que tenían un gran tumor abdominal.

Cálculos biliares

Durante el tratamiento con hCG, las pequeñas piedras en la vesícula biliar pueden causar cólicos más frecuentes en pacientes que han tenido recientemente los cólicos típicos. Esto puede deberse a la casi completa ausencia de grasa de la dieta, que impide el vaciamiento normal de la vesícula. Antes de emprender un tratamiento, les explicamos a estos pacientes que hay un riesgo de síntomas más frecuentes y posiblemente más graves, y que puede ser necesario operar. Si están preparados para asumir ese riesgo, y siempre que acepten someterse a una operación si la consideramos imperativa, proseguimos con el tratamiento, ya que después de la reducción de peso con hCG, el riesgo quirúrgico se reduce considerablemente en un paciente obeso. En tales casos, siempre administramos un fármaco que estimula el flujo de bilis y en la mayoría no ocurre nada perjudicial. Por otra parte, hemos buscado, sin hallarla, alguna evidencia que sugiera que el tratamiento con hCG lleva a la formación de cálculos biliares, como lo hace a veces el embarazo.

El corazón

Los trastornos cardíacos no son contraindicaciones por regla general. De hecho, la eliminación de la grasa anormal, particularmente del miocardio y de la región que rodea las arterias coronarias, sólo puede ser beneficiosa en casos de debilidad miocárdica, y los cardiólogos nos refieren muchos pacientes con ese problema. Dentro de la primera semana de tratamiento, todos los pacientes, no sólo los casos cardíacos, comentan haber mejorado bastante su dificultad para respirar.

Oclusión coronaria

En pacientes obesos que acaban de sobrevivir a una oclusión coronaria, adoptamos el siguiente procedimiento en colaboración con el cardiólogo. Esperamos hasta que no se hayan producido más cambios electrocardiográficos durante un período de tres meses. Se comienza entonces con el tratamiento de rutina bajo un cuidadoso control y es normal que encontremos una mejora electrocardiográfica adicional de una condición que era anteriormente estacionaria. Ni una vez, en los miles de casos que hemos tratado, hemos visto que se produjera ningún tipo de incidente coronario durante el tratamiento o poco después de él. Lo mismo se aplica a accidentes cerebrovasculares. Tampoco hemos visto que se desarrollara un caso de trombosis de ninguna clase durante el tratamiento, aunque la presión arterial elevada desciende rápidamente. En este aspecto, también, el tratamiento con hCG se parece al embarazo.

Dientes y vitaminas

Los pacientes con dientes en mal estado a veces tienen más problemas durante un tratamiento prolongado, tal como puede ocurrir en el embarazo. En esos casos, les permitimos tomar calcio y vitamina D, aunque no en una solución oleosa. La única otra vitamina permitida es la vitamina C, que usamos en grandes dosis combinadas con un antihistamínico al comienzo de un resfrío común. No hay objeciones para que el dentista, por ejemplo, use un antibiótico si es necesario. En casos de asma bronquial y rinitis alérgica, en ocasiones hemos recurrido a la cortisona durante el tratamiento y hemos hallado que la triamcinolona es la que tiene menos probabilidades de interferir en la pérdida de peso, pero muchos asmáticos mejoran con la hCG sola.

Alcohol

A los obesos que beben mucho, incluso aquellos al borde del alcoholismo, suele irles sorprendentemente bien con la hCG y es excepcional para ellos tomar un trago mientras están en tratamiento. Cuando lo hacen, descubren que una cantidad relativamente pequeña de alcohol produce intoxicación. Esos pacientes comentan que no sienten necesidad de beber. Esto puede deberse en parte a la euforia que produce el tratamiento y en parte a la ausencia completa de la necesidad de sustento rápido que sufre la mayoría de los pacientes obesos.

Aunque hemos tenido algunos casos que han continuado en abstinencia mucho tiempo después del tratamiento, otros reinciden tan pronto como vuelven a una dieta normal. Hemos tenido unos pocos "clientes habituales" que, una vez que llegaron a su peso normal, comienzan a beber nuevamente aunque vigilan su peso. Entonces, después de algunos meses, comen en exceso a propósito para aumentar de peso lo suficiente como para recibir otro ciclo de hCG, que temporalmente los saca de su rutina de bebedores. No nos interesa aceptar esos casos en forma especial, pero no tenemos razones para rechazarlos.

Tuberculosis

Es interesante que se pueda tratar en forma segura a los pacientes obesos que sufren de tuberculosis pulmonar inactiva. Con un control muy cuidadoso hemos tratado pacientes sólo tres meses después de que se los declaró inactivos y nunca hemos visto que se produjera una recaída durante el tratamiento o poco después de él. De hecho, sólo tenemos un caso en nuestros registros en el que se desarrolló tuberculosis activa en un hombre joven un año después del tratamiento que había durado tres semanas. Las primeras radiografías mostraron un punto calcificado de una infección infantil que no había producido síntomas clínicos. Había antecedentes familiares de tuberculosis, y su enfermedad comenzó en condiciones adversas que ciertamente no tenían nada que ver con el tratamiento. Las calcificaciones residuales de una infección temprana son excesivamente comunes, y nunca las con-consideramos una contraindicación al tratamiento.

El talón dolorido

En los pacientes obesos que han estado tratando desesperadamente de mantener su peso bajo haciendo una dieta estricta, a veces se produce un síntoma curioso. Se quejan de un dolor intolerable en sus talones que sienten sólo cuando caminan o están de pie. Tan pronto como se quitan el peso de encima ese dolor cesa. Estos casos son la pesadilla de los reumatólogos y cirujanos ortopédicos que los han tratado antes de que llegaran a nuestra consulta. Todas las investigaciones habituales son completamente negativas, y no existe la menor respuesta a medicación antirreumática ni a fisioterapia. El dolor puede ser tan intenso que los pacientes se ven obligados a abandonar su ocupación, y con frecuencia se los etiqueta como casos de histeria. Cuando se examinan en detalle sus talones, se descubre que la planta de los pies está más blanda de lo normal y que el hueso del talón, el calcáneo, puede percibirse inconfundiblemente al tacto, lo que no ocurre en un pie normal. Interpretamos la condición como una falta de la almohadilla de grasa rígida sobre la que descansa el calcáneo y que protege de la presión tanto al hueso como a la piel de la planta. Esta grasa es como un cojín flexible que lleva el peso del cuerpo. Estar de pie en un talón al que le falta esta grasa o la tiene reducida obviamente debe ser muy doloroso. En sus esfuerzos por mantener bajo su peso, estos pacientes han consumido esta grasa estructural normal.

A aquellos pacientes que tienen un peso normal o por debajo de lo normal, si bien presentan los depósitos de grasa típicos de los obesos, se les obliga a comer hasta saciarse, muchas veces en contra de su voluntad, durante una semana. Aumentan de peso con mucha rapidez pero no hay mejora en sus doloridos talones. Entonces se comienza el tratamiento de rutina con hCG. A los pacientes con sobrepeso se los trata de inmediato. En ambos casos, el dolor desaparece por completo en 10 a 20 días de hacer dieta, generalmente alrededor del día 15 de tratamiento, y hasta ahora ningún caso ha tenido una recaída aunque hemos podido hacer un seguimiento de esos pacientes durante años.

Nos interesan en forma especial estos casos, ya que proveen mayor evidencia de la aseveración de que el tratamiento de hCG y 500 calorías no sólo elimina la grasa anormal sino que también permite en realidad reponer la grasa normal, a pesar del consumo deficiente de alimentos. Ciertamente, no se trata de que la mera pérdida de peso reduzca el dolor, porque con frecuencia desaparece antes de lograr el peso que el paciente tenía antes del período de alimentación forzada.

El paciente escéptico

Todo médico que use el método de hCG por primera vez tendrá una dificultad considerable, especialmente si no está completamente convencido, para hacer que los pacientes crean que no tendrán hambre con 500 calorías y que su rostro no se desplomará. Los nuevos pacientes siempre se anticipan al fenómeno que conocen tan bien de tratamientos y dietas previos y son incrédulos cuando se les dice que esto no va a ocurrir. Superamos todo esto dejando a los nuevos pacientes que pasen un corto tiempo en la sala de espera con pacientes más antiguos: siempre puede confiarse en que ellos aliviarán esos temores con fervor evangélico, demostrando frecuentemente los puntos más delgados en su propio cuerpo.

Una sala de espera llena de pacientes obesos que se congregan a diario es una especie de terapia de grupo. Intercambian impresiones y después de la consulta vuelven rápidamente a la sala de espera para anunciar la puntuación de las últimas 24 horas a un público embelesado. Cotejan sus dietas y a veces confiesan pecados que tratan de ocultarnos, por lo general con el resultado de que el paciente en quien confiaron nos parlotea palpitante sobre la escandalosa historia con un: "pero no le diga que yo le dije".

Concluir un ciclo

Cuando terminan los tres días de dieta después de la última inyección, se les dice a los pacientes que ahora pueden comer cualquier cosa que deseen, excepto azúcar y almidón, siempre que cumplan fielmente con una simple norma: deben tener su propia balanza de baño portátil siempre a mano, especialmente cuando viajan. Sin falta, deben pesarse cada mañana apenas se levantan de la cama, después de vaciar sus vejigas. Si tienen la costumbre de tomar el desayuno en la cama, deben pesarse antes del desayuno.

Toma unas 3 semanas para que el peso logrado al final del tratamiento se estabilice, es decir, que no presente fluctuaciones violentas después de un exceso ocasional. Durante este período, los pacientes deben darse cuenta de que los llamados carbohidratos: azúcar, arroz, pan, papas, pasteles, etc., son considerablemente los más peligrosos. Si no se comen carbohidratos en absoluto, se puede ser algo más flexible permitiendo grasas, e incluso pequeñas cantidades de alcohol, como un vaso de vino con las comidas, no hará daño pero, tan pronto como se combinen grasas y almidón, es muy probable que las cosas se salgan de control. Se debe observar esto con mucho cuidado durante las tres primeras semanas después de terminado el tratamiento, o de lo contrario es casi seguro que se produzcan decepciones.

Saltarse una comida

Siempre que su peso no sobrepase en más de un kilo el peso logrado el día de la última inyección, los pacientes no deberían prestar atención a los aumentos pero, en cuanto la balanza suba más de un kilo, incluso si es sólo unos gramos, ese mismo día deben saltarse por completo el desayuno y el almuerzo pero beber abundante agua. En la noche, deben comer un gran filete con una manzana o un tomate crudo solamente. Por supuesto que esta regla se aplica sólo al peso de la mañana. Los pacientes que fueron obesos nunca deberían controlar su peso durante el día, ya que puede haber amplias fluctuaciones que simplemente lo alarmarán y lo confundirán.

Es de una importancia esencial que se salte la comida el mismo día en que la balanza registra un aumento de más de un kilo y que no se posponga eso hasta el día siguiente. Si se salta una comida el día en que se registró un aumento de peso en la mañana, eso producirá por lo general un descenso inmediato de más de medio kilo. Pero si la comida que se salta (y esto no significa hacer una comida ligera sino literalmente no comer nada) se pospone, el fenómeno no se produce y podrán ser necesarios varios días de dieta estricta para corregir la situación.

La mayoría de los pacientes rara vez necesita saltarse una comida. Si han comido un almuerzo pesado, no tienen deseos de comer su cena, y en ese caso no tiene lugar ningún aumento. Si mantienen su peso al punto logrado al final del tratamiento, incluso una cena pesada no produce un aumento de un kilo a la mañana siguiente y, por lo tanto, no se requieren medidas especiales. La mayoría de los pacientes se sorprenden del poco apetito que empiezan a tener y aún así cuánto pueden comer sin recuperar el peso. Ya no sufren de un apetito anormal y se sienten satisfechos con mucha menos comida que antes. En realidad, suelen decepcionarse por no poder manejar su primera comida normal, que han estado planeando durante semanas.

Perder más peso

De ninguna manera debe un ex paciente subir en peso más de dos libras sin tomar remedios inmediatos, pero es igualmente indeseable bajar más de dos libras después del tratamiento, debido al hecho que una pérdida mayor siempre se logra a expensas de la grasa normal. Caulquiera que sea la cantidad de la grasa normal que se pierde, siempre se recupera tan pronto como se toma más alimentos, y sucede a menudo que esta recuperación sobrepasa el límite superior de dos libras.

Problemas después del tratamiento

Se pueden encontrar dos dificultades en el período inmediatamente posterior al tratamiento. Cuando un paciente ha consumido toda su grasa anormal o cuando, después de un ciclo completo, la inyección ha perdido temporalmente su eficacia debido a que el cuerpo ha desarrollado gradualmente una contrarregulación, el paciente siente de inmediato mucho más hambre e incluso se siente débil. A pesar de las advertencias repetidas, algunos pacientes extremadamente entusiastas no informan de esto. Sin embargo, en unos dos días, el hecho de que ahora estén mal alimentados se hace visible en sus rostros, y entonces se detiene el tratamiento de inmediato. En esos casos, y sólo en esos, permitimos un muy ligero aumento en la dieta, como una manzana extra, 150 gramos de carne o dos o tres palitos de pan adicionales durante los tres días de dieta después de la última inyección.

Cuando ya no se está poniendo en circulación grasa anormal, porque se ha consumido o porque se ha asentado la inmunidad, el paciente siempre siente un hambre repentina, intolerable y constante. En este sentido, el método con hCG es completamente autolimitante. Con la hCG es imposible reducir el peso de un paciente más allá de lo normal, no importa lo entusiasta que sea.

Tan pronto como no se produzca más grasa anormal, el cuerpo comienza a consumir grasa normal, y ésta siempre se recupera apenas se retoma la alimentación habitual. El paciente entonces descubre que recupera de inmediato el kilo o kilo y medio que ha perdido durante los últimos días de tratamiento. Se salta una comida y probablemente pierde medio kilo. Al día siguiente recupera ese medio kilo, a pesar de observar detalladamente la comida ingerida. En unos días, vuelve al consultorio un paciente con lágrimas en los ojos, convencido de que su caso es un fracaso.

Todo lo que sucede es que se está reponiendo la grasa esencial perdida al final del tratamiento, debido a la reticencia del paciente a informar un hambre mucho mayor. El peso en el que ese paciente debe estabilizarse entonces es de un kilo a un kilo y medio por encima del que se logró al final del tratamiento. Una vez que se establece este nivel básico más alto, rara vez surgen mayores dificultades para controlar el peso en el nuevo punto de estabilización.

Cuidado con el entusiasmo excesivo

El otro problema que aparece con frecuencia después del tratamiento se debe nuevamente al entusiasmo excesivo. Algunos pacientes no pueden creer que puedan comer con bastante normalidad sin recuperar el peso. Ignoran el consejo de comer todo lo que deseen excepto azúcar y almidón y quieren ir a lo seguro. Intentan continuar más o menos con la dieta de 500 calorías, con la que se sentían tan bien durante el tratamiento y sólo hacen variaciones menores, como reemplazar la carne con huevo, queso o un vaso de leche. Para su horror, encuentran que a pesar de su heroísmo, aumentan de peso. Entonces, siguiendo las instrucciones, se saltan un almuerzo ligero y a la noche comen sólo una pequeña ensalada y beben una tetera de té sin endulzar, lo que les da cada vez más hambre y debilidad. A la mañana siguiente descubren que han aumentado medio kilo más todavía. Se sienten terriblemente mal, e incluso ha vuelto la temida hinchazón de sus tobillos. Por lo general, controlamos a nuestros pacientes una semana después de que han estado comiendo sin restricciones, pero estos casos regresan a los pocos días. Llegan con los ojos llenos de lágrimas o, enojados, insinúan que cuando les dijimos que comieran normalmente sólo los estábamos engañando.

Deficiencia proteica

Aquí también la explicación es bastante simple. Durante el tratamiento, el paciente ha estado sólo por encima del límite de la deficiencia proteica y ha tenido la ventaja de que su sistema recibiera proteínas nuevamente procedentes de la destrucción del tejido graso. Una vez que termina el tratamiento, no hay más hCG en el cuerpo y este proceso ya no tiene lugar. A menos que coma una cantidad adecuada de proteínas apenas termina el tratamiento, la deficiencia proteica está destinada a desarrollarse, y esto causa de manera inevitable la retención marcada de líquido que se conoce como edema de hambre. El tratamiento es muy simple. Se le dice al paciente que coma dos huevos en el desayuno y un enorme filete para el almuerzo y la cena, seguido de una gran porción de queso y que nos llame por teléfono a la mañana siguiente para decirnos su peso. Cuando se siguen estas instrucciones, se oye una voz asombrada que informa que de la noche a la mañana desapareció un kilo, que los tobillos están normales, pero que el sueño estuvo interrumpido por una extraordinaria necesidad de orinar. Una vez que el paciente ha aprendido esta lección, no suele haber más problemas.

Recaídas

Como norma general, se puede decir que un 60% a 70% de nuestros casos experimentan poca o ninguna dificultad en mantener su peso de forma permanente. Las recaídas pueden deberse a negligencia en la norma básica de pesarse diariamente. Muchos pacientes creen que esto es innecesario y que ellos pueden juzgar cualquier aumento por el ajuste de su ropa. Algunos no llevan su balanza cuando salen de viaje porque es engorroso y ocupa un gran lugar en su equipaje permitido cuando se vuela. Es un error desastroso, porque después de un ciclo de hCG, se pueden recuperar hasta cinco kilos sin cambio notable en el ajuste de la vestimenta. La razón de esto es que, después del tratamiento, la grasa recién adquirida se distribuye al principio de manera homogénea y no muestra la preferencia anterior por ciertas partes del cuerpo.

Un embarazo o la menopausia pueden anular el efecto de un tratamiento previo. A las mujeres que realizan el tratamiento durante un año después de la última menstruación, es decir, al comienzo de la menopausia, les va igual de bien que a otras, pero en ellas el índice de recaídas es más alto hasta que se establezca la menopausia por completo. El período de un año después de la última menstruación se aplica sólo a mujeres que no están siendo tratadas con hormonas ováricas. Si están tomándolas, el período premenopáusico puede prolongarse indefinidamente.

Las chicas jóvenes que se encuentran al final de su período adolescente y que sufren ataques compulsivos de comer tienen considerablemente el peor récord en cuanto a recaídas.

Los pacientes que han realizado el tratamiento una vez nunca parecen dudar en volver por otro ciclo corto tan pronto como observan que su peso está otra vez descontrolándose. Vienen con bastante alegría y esperanza, seguros de que recibirán ayuda nuevamente. Los ciclos repetidos suelen ser aún más satisfactorios que el primer tratamiento y tienen la ventaja, como todo segundo ciclo, de que el paciente ya sabe que se sentirá cómodo durante todo el proceso.

Plan de un ciclo normal

125 UI de hCG diariamente (excepto durante la menstruación) hasta que se hayan aplicado 40 inyecciones.

Hasta la tercera inyección, alimentación forzada.

Después de la tercera inyección, dieta de 500 calorías que continuará hasta 72 horas después de la última inyección.

Durante las siguientes tres semanas, todos los alimentos excepto el almidón y el azúcar en cualquier forma (tener cuidado con frutas muy dulces).

Después de tres semanas, añadir gradualmente almidón en pequeñas cantidades, siempre controlando el peso a la mañana.

Conclusión

El método de hCG combinado con una dieta puede proporcionar alivio en todos los casos de obesidad, pero no es un método sencillo. Requiere mucho tiempo y una perfecta colaboración entre médico y paciente. Cada caso debe manejarse de manera individual, y el médico debe tener tiempo de responder a preguntas, disipar temores y eliminar malos entendidos. También debe controlar al paciente a diario. Cuando algo sale mal, debe investigar de inmediato hasta que encuentre la razón de cualquier aumento de peso que pueda haberse producido. En la mayoría de los casos es inútil dar al paciente una hoja con la dieta y dejar que la enfermera le aplique una inyección.

El método implica un mecanismo corporal altamente complejo y, aunque nuestra teoría pueda ser errónea, el médico debe hacerse algún tipo de imagen de lo que realmente está sucediendo: de otra manera, no será capaz de afrontar las dificultades que puedan surgir durante el tratamiento.

Debo rogar a los que intenten el método por primera vez que se adhieran muy estrictamente a la técnica y las interpretaciones que se detallan aquí y de esa forma traten unos cientos de casos antes de experimentar por su cuenta, y que hasta entonces se abstengan de introducir innovaciones, sin importar lo emocionantes que puedan parecer. En un nuevo método, las innovaciones o desviaciones de la técnica original sólo pueden ser útiles cuando se las evalúa en comparación con antecedentes de experiencia

sustancial con lo que es hasta el momento el procedimiento orto-
doxo.

He intentado cubrir todos los problemas que se me ocurren.
Pero sigue surgiendo un apabullante despliegue de nuevas preguntas, y mis interpretaciones aún no son firmes. En particular,
nunca tuve oportunidad de realizar las investigaciones de laboratorio tan necesarias para una comprensión teórica de las
observaciones clínicas, y sólo puedo esperar que, con el tiempo,
aquellos en posiciones más afortunadas puedan llenar este hueco.

Los problemas de la obesidad tal vez no son tan dramáticos
como los del cáncer o la polio, pero suelen causar sufrimientos
de por vida. Cuántas carreras prometedoras se han arruinado por
la presencia de grasa excesiva, cuántas vidas se han acortado. Si
se puede hallar alguna forma, aunque resulte engorrosa, de enca-
rar de manera eficaz este problema universal del hombre
civilizado moderno, nuestro mundo sería un lugar más feliz para
innumerables hombres y mujeres.

Glosario*

ÁCIDO ÚRICO ... Producto de la descomposición incompleta o utilización de las proteínas en el cuerpo. Cuando el ácido úrico se deposita en el cartílago de las articulaciones, hablamos de gota.

ACNÉ ... Enfermedad común de la piel en la que aparecen, en el rostro, el cuello y los hombros, granos que con frecuencia contienen pus.

ACTH ... Sigla en inglés de hormona adrenocorticotrófica. Una de las muchas hormonas que produce el lóbulo anterior de la glándula hipófisis. La ACTH controla la parte exterior, borde o corteza de las glándulas suprarrenales. Cuando se inyecta, la ACTH alivia drásticamente el dolor artrítico, pero tiene muchos efectos secundarios indeseables, entre los cuales se encuentra una condición similar a la obesidad grave. La ACTH actualmente se suele reemplazar por cortisona.

ADRENALES. ... Glándulas endocrinas. Pequeños cuerpos situados en la parte superior de los riñones, por lo que también se llaman glándulas suprarrenales. Tienen un borde externo o corteza que produce hormonas de importancia vital, entre las que se encuentran sustancias similares a la cortisona. La ACTH controla

---

* Dondequiera que se utilizan términos poco familiares, se hallarán en sus puestos alfabéticos correspondientes. Por lo tanto, el lector no especializado puede hacer sus propias referencias cruzadas.

la corteza adrenal. La parte interna de las adrenales, la médula, segrega adrenalina y la controla principalmente el sistema nervioso autónomo.

ADRENALINA. . . Hormona que produce la parte interior de las glándulas adrenales o suprarrenales. Entre muchas otras funciones, la adrenalina se relaciona con la presión sanguínea, el estrés emocional, el temor y el frío.

ANFETAMINAS . . . Son fármacos sintéticos que reducen la conciencia de hambre y estimulan la actividad mental, haciendo imposible dormir. Cuando se las usa para los últimos dos propósitos, crean hábitos peligrosos. No disminuyen la necesidad corporal de alimento, sino que simplemente suprimen la percepción de esa necesidad. El fármaco original se conoció como Benzedrina, de la cual han derivado variantes modernas como dexedrina, dexamil, Preludin, etc. Las anfetaminas pueden ayudar a un paciente obeso a prevenir seguir aumentando de peso pero no son satisfactorias para reducirlo, ya que no curan el trastorno subyacente y su uso prolongado puede conducir a desnutrición y adicción.

ARTERIAS CORONARIAS . . . Dos vasos sanguíneos que rodean al corazón y suministran toda la sangre que requiere el miocardio.

ARTERIOSCLEROSIS . . . Endurecimiento de la pared arterial mediante la calcificación de depósitos anormales de una sustancia similar a la grasa conocida como colesterol.

ASCHHE1M-ZONDEK . . . Autores de una prueba mediante la cual puede diagnosticarse embarazo en sus primeras etapas inyectando orina de una mujer a un ratón hembra. La hCG presente en la orina de una mujer embarazada produce ciertos cambios en la vagina de estos animales. Se han ideado muchas pruebas similares utilizando otros animales: conejos, ranas, etc.

ASIMILAR . . . Absorber alimentos digeridos desde los intestinos.

AUTÓNOMO . . . Se utiliza aquí para describir al sistema nervioso independiente o vegetativo que maneja las regulaciones automáticas del cuerpo.

CALORÍA . . . En física, es la cantidad de calor necesaria para elevar la temperatura de 1 cm3 de agua en 1 °C. Para los especialistas en dietética, la caloría es 1000 veces más grande. De esa manera, cuando se habla de una dieta de 500 calorías significa que se le está suministrando al cuerpo el combustible que sería necesario para elevar la temperatura de 500 litros de agua en 1 °C o 50 litros en 10 °C. Esto es bastante insuficiente para cubrir los requisitos de calor y energía de un cuerpo adulto. En el método con hCG, el déficit está compuesto por depósitos de grasa anormal, del cual medio kilo proporciona al cuerpo más de 2000 calorías. Como esta es aproximadamente la cantidad que se pierde todos los días, un paciente con hCG nunca se queda sin combustible.

CEREBRAL . . . Relativo al cerebro. La enfermedad cerebrovascular es un trastorno relacionado con los vasos sanguíneos del cerebro, como trombosis o hemorragia cerebral, que se conoce como apoplejía o ataque cerebral.

COLESTEROL . . . Sustancia similar a la grasa que se encuentra en casi todas las células del cuerpo. En la sangre existe en dos formas, conocida como libre y esterificado. La última se deposita, en ciertas condiciones, en el revestimiento interno de las arterias (vea "arteriosclerosis"). Aún no se ha establecido una relación clara y definida entre el consumo de grasa y el nivel de colesterol en la sangre.

COMER COMPULSIVAMENTE . . . Una forma de satisfacción oral con la que a veces se alivia, en forma sustitutiva, un instinto sexual reprimido. No debe confundirse el comer compulsivamente con el hambre real que sufren la mayoría de los pacientes obesos.

CONGÉNITO . . . Cualquier afección que existe antes del nacimiento o al nacer.

CORIÓNICO . . . Del corion, que es una parte de la placenta o membranas del feto. El término coriónico se aplica con justicia a la hCG, ya que esta hormona se produce exclusivamente en la placenta, desde donde ingresa a la sangre de la madre en los humanos y luego se excreta en su orina.

CORTEZA . . . Cubierta o borde exterior. El término se aplica a la parte externa de las glándulas suprarrenales pero también se usa para describir la materia gris que cubre la materia blanca del cerebro.

CORTEZA ADRENAL. . . Vea "adrenales".

CORTISONA . . . Sustancia sintética que actúa como hormona adrenal. Se utiliza en la actualidad en el tratamiento de un gran número de enfermedades y se han producido diversas variantes químicas, entre las que se encuentran la prednisona y la triamcinolona.

CUERPO LÚTEO . . . Cuerpo amarillo que se forma en el ovario en el folículo del que se ha desprendido un óvulo. Este cuerpo actúa como una glándula endocrina y desempeña un papel importante en la menstruación y en el embarazo. Su secreción es una de las hormonas sexuales, y es estimulada por otra hormona conocida como LSH, sigla en inglés para "hormona luteoestimulante". La LSH se produce en el lóbulo anterior de la glándula hipófisis. Es verdaderamente gonadotrófica y nunca debe confundirse con la hCG, que es una sustancia totalmente diferente, sin acción directa sobre el cuerpo lúteo.

CUSHING ... Gran neurocirujano estadounidense que describió una condición de obesidad extrema asociada con síntomas de trastorno adrenal. El síndrome de Cushing puede ser causado por una enfermedad orgánica de la pituitaria o de las glándulas suprarrenales pero, como se descubrió después, también se produce como resultado de medicación excesiva con ACTH.

DEMACRADO ... Extremadamente desnutrido.

DIENCÉFALO ... Parte del cerebro primitiva y, por consiguiente, muy antigua ubicada entre y debajo de los dos grandes hemisferios. En el hombre, el diencéfalo (o hipotálamo) está subordinado al cerebro más alto o corteza, y sin embargo controla en última instancia todo lo que ocurre dentro del cuerpo. Regula todas las glándulas endocrinas, el sistema nervioso autónomo y la producción de grasa y azúcar. Parece ser también la sede de los instintos animales primitivos y es la estación de retransmisión en la que las emociones se traducen en reacciones corporales.

DISFUNCIÓN ... Funcionamiento anormal de cualquier órgano, ya sea excesivo, deficiente o alterado de cualquier forma.

DIURÉTICO ... Cualquier sustancia que aumenta el flujo de orina.

EDEMA ... Acumulación anormal de líquido en los tejidos.

ELECTROCARDIOGRAMA . . . Trazado de los fenómenos eléctricos que tienen lugar en el corazón durante cada latido. Esto proporciona información sobre el estado y funcionamiento del corazón que no puede obtenerse de otra forma.

ENDOCRINAS . . . Se distinguen glándulas endocrinas y exocrinas. °°Las endocrinas producen hormonas, reguladores químicos, que segregan directamente en la circulación sanguínea de la glándula y desde donde se transportan a todo el cuerpo. Ejemplos de estas glándulas son la hipófisis, la tiroides y las suprarrenales. Las exocrinas producen una secreción visible como la saliva, el sudor o la orina. También hay glándulas que son endocrinas y exocrinas a la vez, como los testículos, la próstata y el páncreas, que produce la hormona insulina y fermentos digestivos que fluyen de la glándula hacia el tracto intestinal. Las glándulas endocrinas son estrechamente interdependientes entre sí, están vinculadas al sistema nervioso autónomo y el diencéfalo encabeza todo este increíblemente complejo sistema regulatorio.

ENEMA DE RETENCIÓN . . . Infusión lenta de un líquido por el recto, desde donde se absorbe y no se evacua.

ESTRÍAS . . . Desgarro de las capas inferiores de la piel debido a un rápido estiramiento en la obesidad o durante el embarazo. Al principio, cuando se forman las estrías son líneas rojizas oscuras que luego cambian a cicatrices blancas.

EUFORIA . . . Sensación de un particular bienestar físico y mental.

FEROZ . . . Salvaje, desenfrenado.

FIBROIDE . . . Cualquier nuevo crecimiento benigno de tejido conectivo. Cuando se origina un tumor así desde un músculo, se conoce como mioma. La ubicación más común de miomas es el útero.

FLEBITIS . . . Inflamación de las venas. Cuando se forma un coágulo sanguíneo en el sitio de la inflamación, hablamos de tromboflebitis.

FOLÍCULO . . . Cualquier saco o pequeño quiste corporal que contenga un líquido. Aquí se aplica el término al quiste ovárico en el que se forma el óvulo, que es expulsado cuando estalla un folículo maduro: esto se conoce como ovulación (vea "cuerpo lúteo").

FSH . . . Sigla en inglés para "hormona foliculoestimulante". La FSH es otra hormona pituitaria anterior (vea "cuerpo lúteo") que actúa en forma directa sobre el folículo ovárico y por ende se llama correctamente gonadotrofina.

GLÁNDULAS . . . Vea "endocrinas".

GLÁNDULAS SUPRARRENALES . . . Vea "adrenales".

GONADOTROFINA . . . Vea "cuerpo lúteo", "folículo" y "FSH". Gonadotrófico significa literalmente dirigido a glándulas sexuales. La FSH, la LSH y las hormonas equivalentes en el varón, todas producidas en el lóbulo anterior de la glándula hipófisis, son verdaderas gonadotrofinas. Desafortunada y confusamente, se ha aplicado el término a la hormona placentaria del embarazo conocida como gonadotrofina coriónica humana (hCG). Esta hormona actúa sobre el diencéfalo y sólo pueden influir indirectamente sobre las glándulas sexuales por medio del lóbulo anterior de la hipófisis.

hCG . . . Sigla en inglés para gonadotrofina coriónica humana.

HIPERTENSIÓN . . . Presión sanguínea elevada.

HIPÓFISIS . . . Otro nombre para la glándula pituitaria.

HIPOGLUCEMIA . . . Condición en la cual el azúcar en la sangre es menor de lo normal y puede aliviarse ingiriendo azúcar.

HIPÓTESIS . . . Explicación tentativa o especulación sobre cómo pueden relacionarse datos observados y datos científicos aislados en forma intelectualmente satisfactoria en cuanto a causa y efecto. Las hipótesis son útiles para avanzar en una mayor investigación, pero no son necesariamente una exposición de lo que se cree que es cierto. Antes de que una hipótesis pueda avanzar hasta la dignidad de teoría o ley, debe confirmarse con toda la investigación futura. Tan pronto como la investigación revela datos que ya no se ajustan a la hipótesis, se abandona de inmediato por otra mejor.

HORMONAS . . . Vea "endocrinas".

LSH . . . Vea "cuerpo lúteo".

METABOLISMO . . . Vea "metabolismo basal".

METABOLISMO BASAL . . . Producción química del cuerpo en reposo completo y en ayunas. El índice metabólico basal se expresa como la cantidad de oxígeno consumido en un tiempo determinado. La glándula tiroides controla el índice metabólico basal (BMR).

MIGRAÑA . . . Dolor de cabeza intenso y de un solo lado que suele asociarse con vómitos.

MIOCARDIO . . . Músculo cardíaco.

MIOMA . . . Vea "fibroide".

MIXEDEMA . . . Acumulación de una sustancia mucoide en los tejidos que se produce en casos graves de deficiencia tiroidea primaria.

MUCOIDE . . . Similar a limo.

NEOLÍTICO . . . Período histórico en la cultura humana. Se distinguen los períodos: Paleolítico o Antigua Edad de Piedra; Mesolítico o Edad de Piedra Media; y Neolítico o Nueva Edad de Piedra. El Neolítico comenzó hace alrededor de 8000 años cuando los primeros intentos de agricultura, alfarería y domesticación de animales realizados al final del Mesolítico comenzaron repentinamente a evolucionar con rapidez por la ruta que llevaba a la civilización moderna.

PITUITARIA . . . Glándula endocrina muy compleja que se ubica en la base del cráneo y está compuesta principalmente por un lóbulo anterior y uno posterior. La pituitaria está controlada por el diencéfalo, que regula el lóbulo anterior por medio de hormonas que llegan a él a través de pequeños vasos sanguíneos. El lóbulo posterior está controlado por nervios que van desde el diencéfalo hasta esta parte de la glándula. El lóbulo anterior segrega muchas hormonas, entre las cuales están las que regulan otras glándulas como la tiroides, las suprarrenales y las sexuales.

PLACENTA . . . Las membranas del feto. En la mujer, es un órgano grande y altamente complejo a través del cual el hijo que está en el útero recibe sus nutrientes provenientes del cuerpo de la madre. Es el órgano en el que se fabrica la hCG y luego se despide hacia la sangre materna.

PROTEÍNA . . . Sustancia viva en las células vegetales y animales. Los animales herbívoros pueden prosperar con proteínas vegetales solas, pero el hombre debe tener algunas proteínas de origen animal (leche, huevos o carne) para tener una vida saludable. Cuando no se comen proteínas suficientes, el cuerpo retiene líquido.

PSORIASIS . . . Enfermedad de la piel que produce parches escamosos. Tienden a desaparecer durante el embarazo y durante el tratamiento de la obesidad con el método de hCG.

RENAL . . . Relativo al riñón.

RESERPINA . . . Fármaco de la India que se usa ampliamente en el tratamiento de la presión sanguínea elevada y en algunas formas de trastornos mentales.

SACRO . . . Fusión de la vértebra más inferior con la gran masa ósea a la que está sujeta la pelvis.

SELECCIÓN SEXUAL . . . Preferencia sexual por personas que presentan ciertos rasgos. Si esta preferencia o selección se repite generación tras generación, habrá cada vez más personas que presenten ese rasgo en la población general. El entorno natural tiene poco o nada que ver con este proceso. La selección sexual por lo tanto difiere de la natural, a la que el hombre moderno ya no está sujeto porque cambia su entorno antes que permitir que el entorno lo cambie a él.

SÍNDROME . . . Grupo de síntomas que, al asociarse, son característicos de un trastorno en particular.

SOLUCIÓN SALINA NORMAL . . . Baja concentración de sal en agua igual a la salinidad de los líquidos corporales.

TRIAMCINOLONA . . . Derivado moderno de la cortisona.

TROMBO . . . Coágulo de sangre en un vaso sanguíneo.

TROMBOFLEBITIS . . . Vea "flebitis".

ÚLCERAS VARICOSAS . . . Ulceración crónica por encima de los tobillos debido a venas varicosas que interfieren con la circulación normal de la sangre en las áreas afectadas.

VEGETATIVO . . . Vea "autónomo".

VELOCIDAD DE SEDIMENTACIÓN . . . Velocidad a la que se sedimenta una suspensión hematíes. Una sedimentación rápida constituye una velocidad de sedimentación elevada y puede ser indicativo de una gran cantidad de trastornos corporales del embarazo.

VERTEBRADO . . . Cualquier animal que tiene columna vertebral.

Referencias Literarias al Uso de la Gonadotropina Coriónica en la Obesidad

THE LANCET

Nov.	6,	1954	Artículo	Simeons
Nov.	15,	1958	Carta al Director	Simeons
Julio	29,	1961	Carta al Director	Lebon
Dic.	9,	1961	Artículo	Carne
Dic.	9,	1961	Carta al Director	Kalina
Enero.	6,	1962	Carta al Director	Simeons
Nov.	26,	1966	Carta al Director	Lebon

THE JOURNAL OF THE AMERICAN GERIATRIC SOCIETY

Enero	1956	Artículo	Simeons
Oct. & Warsaw	1964	Artículo	Harris
Feb.	1966	Artículo	Lebon

THE AMERICAN JOURNAL OF CLINICAL NUTRITION

Sept.-Oct.	1959	Artículo	Sohar
Marzo	1963	Artículo	Craig et al.
Sept.	1963	Carta al Director	Simeons
Marzo	1964	Artículo	Frank
Sept.	1964	Carta al Directo	Simeons
Feb.	1965	Carta al Director	Hutton
Junio	1969	Editorial	Albrink
Junio	1969	Artículo Especial	Gusman

Literary References

THE JOURNAL OF PLASTIC SURGERY (British)

Abril   1962   Artículo   Lebon

THE SOUTH AFRICAN MEDICAL JOURNAL

Feb.   1963   Artículo   Politzer, Berson
                                              &Flaks

LIBROS

A.T.W. SIMEONS
POUNDS AND INCHES edición privada: sólo puede obtenerse de A.T.W.
Simeons, Salvator Mundi International Hospital, Rome, Italy

VETSUCHT (Netherlands Edition) Wetenschappelijke Uitgeverlj, N.V.
Amsterdam

MAN'S PRESUMPTUOUS BRAIN Longman's, Green, London
*   *   *   E. P. Dutton, New York (hard
                                              back)
*   *   *   Dutton Paperbacks, New York

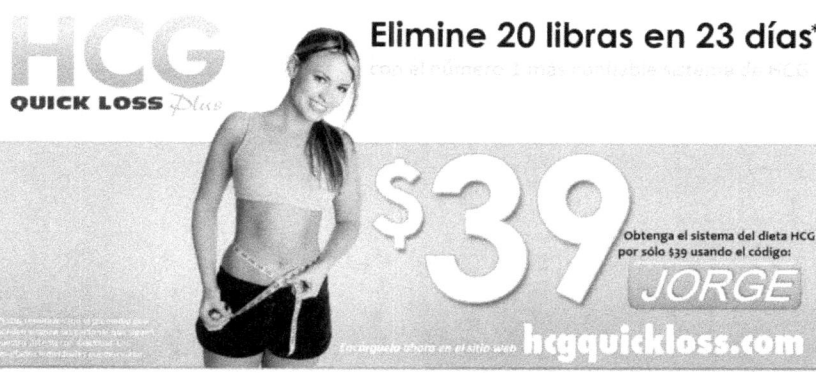

SOMOS DIFERENTES:

- Fórmula no a base de alcohol
- Envío rápido
- Hecho en EEUU
- Supresor del apetito
- Aumento de energía

EL SISTEMA INCLUYE:

- Una botella de dos onzas de HCG
- Todos los detalles del dieta HCG
- Instrucciones para el curso diario
- Recetas deliciosas
- Registro de éxito
- El manuscrito de Dr. Simmeons

www.ingramcontent.com/pod-product-compliance
Lightning Source LLC
Chambersburg PA
CBHW070155290526
45789CB00002B/773